ボケの前兆をつかまえた

正高信男

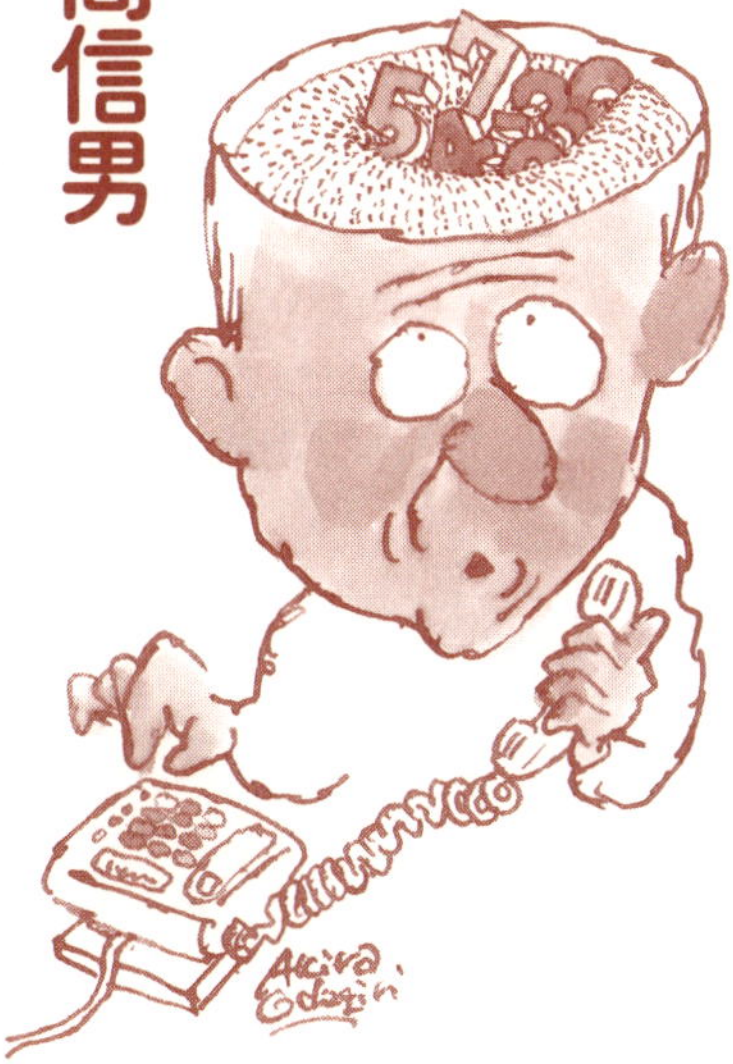

紀伊國屋書店

ボケの前兆をつかまえた

はじめに

コンビニは「ぼけ」の温床?

高齢になって「ぼける」とは通常、記憶力が衰退することとみなされている。物覚えが悪くなり、知人の名前を忘れ、はては今日が何日だったか、さっき昼食をとったかどうかもわからなくなる……記憶障害こそ、ぼけの最大の症状だと信じられている。

しかしこの本で私は実は、記憶力の衰え以外のところから、「ぼけの前兆」は始まるということを、言いたい。心に入ってくる外界の情報を加工する能力に、まず支障が生じてくる。つまり認知障害の一種であり、ものごとを覚える点に関しては、もっとぼけが進行してから症状としてみられるのである。

本当の「ぼけの前兆」にわれわれが無知であったため、それに気づかぬまま高齢者に接したことから記憶力の衰退が起こることが多い。すなわち記憶力の衰退は二次的産物である場合がしばしばである、ということを指摘したい。

ということはつまり、ぼけはうまく対応すれば、今ほどひどくせずにすむことができるかもしれないのだ。

本来なら、「自分はだれか」「ここはどこなのか」という判断すらできない状態にまで至らなくてすむのに、むしろ、高齢者にぼけることを促進するように、われわれの昨今のライフスタイルが変わりつつあるという側面を、見過ごすことはできない。この本では、「ぼけの前兆」をつかまえることと、そこで引き返すための本人および周囲の対抗策を述べたい。

昨今のライフスタイルの変化のひとつの典型が、コンビニエンスストアの普及というのが私の意見である。コンビニが広まることで、ぼけた高齢者が増加する素地となるといっても過言ではないと、私は考えている。

なるほど、コンビニができて世の中は便利になった。一年三六五日、毎日二四時間あいている。しかも出来合いの調理した食品が、手に入る。最近では、電話すると注文した品を家まで届けてくれるサービスまで開始した。ひとりぐらしの高齢者などには「朗報」という評判も高い。本当にそう言い切れるのだろうか？

私は否定的である。

あえて乱暴な表現であることを承知で書くと、よっぽどのことがない限り高齢者は、はってでも店に自分で買い物に出かけるべきだと思う。また、出来合いの調理済み食品よりは、原材料を購入して、自分で何がしか手を加えることを考えるべきである。さらに食材は、いろいろな選択肢のなかから選べる余地のある所のほうが、都合が良い。

家にいたままで望むものが入手できる環境を、便利と無邪気に歓迎していてはいけないということだ。

「ぼけの前兆」が出だした時、それとの自覚は当人はおろか、周囲にも気づかれることはこれまでまずない。しかし、これからはもっとそうした「前兆」に自覚的になろう。「前兆」が出はじめると、今まで難なくこなしていたことが何となくおっくうに、本人は感ずるようになっているだろう。それが端的には料理をつくることに反映される。

面倒くさいときに、コンビニが近くにあったりすると、ついつい出かけていって食事を簡単にすませようとする。なまじあんなものが増えたがために、日々の暮らしのための作業を「おっくう」に感じても、やっていけるようになってしまった。

高齢者にとって、「おっくう」に感ずることをやり通すというのが何よりも、ぼけの進行を食い止める。ただし、いやなことをしぶしぶするというのは、何とも辛《つら》い。けれども、それが「ぼけの前兆」だと自覚すれば「辛い」と言っていられないはずである。「やり通す」ことが肝心である。

何より必要なことは、「大変なんだけど、これをすると皆が喜んでくれるから」「私がこれをしなければ、ほかのだれもできないから」といったように、周囲の期待を感じ、骨折ることにやりがいを持てる状況を当人がつくることである。またそうした状況に高齢者がいれるように、周囲の人が協力し工夫し、知恵を出しあうことなのである。

こういったことを、本書を読んで、おわかりいただければと希望している。その時には、「コンビニはぼけの温床である」という私の強い主張も、理解していただけるのではないか。まして、最近テレビのCMで見るようになった、横たわったまま排泄のできるベッドなんて、もってのほかなのはいうまでもない。

「ぼけ」という表現について

ところで「ぼけ」という表現については、賛否が分かれるようである。賛否というか、使ってはならんという否定論者と、まあやむを得ないのではという許容論者に二分されると書いたほうが、正確だろう。

だが良くないという前提に立つと仮定しても、それならどういう表現に置き替えれば妥当かというと、これが意外にむずかしい。ぼけ老人というかわりに、近年では痴呆《ちほう》性高齢者ということばを目にするようになってきた。しかし、「痴呆」では表現を良くしたことになっていないように思えてならない。「ぼけ」と痴呆なら、前者のほうが「痴」の文字が欠けているだけ、むしろましな気さえしてくる。

本来なら高齢性認知障害というのが、いちばん適切なのではと、私自身は考えている。といったところで、こう書いても何を指すのか、目下のところではいちいち説明を要するし、「つまり老人ぼけのことです」と解説を加えたのでは、元も子もなくなってしまう。そもそも余りに学術的なことば使いで、かた苦しいではないか。

加えて、ここ数年「天然ボケ」という言い方が、一般に広く流布してきている。私は大阪の生まれだが、関西では以前より「ボケをカマす」という言いならわしがある。上方漫才では、一方が「ボケ」他方が「ツッコミ」役を演ずるという、一種の取り決めがなされている。そのボケのふりをするのが、「カマス」の意で、そこから転じて、意図せず「カマシ」た効果を出せるキャラクターを、「天然ボケ」と呼ぶようになったのだと、推測される。

いずれにせよ、さして悪意のこもった呼称でないことは確かだろう。漫才では「ツッコミ」より、「ボケ」のほうが演技力を必要とするというのは、ほとんど常識に近い。「アホ」役で名を上げた芸人は、周囲から「アホ」「アホ」と、それこそ耳にタコができるほどに言われることになるものの、軽蔑や差別の感覚は驚くほど稀薄である。むしろ、そんなものはないといっても構わないのではないだろうか。

「ぼけ」という語彙《ごい》が、歴史的にいかなる経緯で広まってきたのかは、言語の研究者の領域に属する課題であろう。けれど私のように、関西のお笑いに接して育った者にとって、「ぼけ」と呼び、呼ばれることには抵抗感が少ない。「ボケた、ケッタイなオッサンは、近所にゴロゴロしていた」記憶がある。

だから、怪しからんのは「ぼけ」というレッテルをある人物に貼ることでしかないように思える。むしろ「ぼけ」が彷彿《ほうふつ》させるイメージが悪化してきた、社会の環境変化のほうに注目しないと、結局、問題の解決につながらないようにすら、感ぜられるのである。

そういうわけで、しばらくは「ぼけ」という書き方で通さざるをえないと考えている。「ぼけ」論議は、意外と奥が深い。蔑称に近いから、はなから使うのをよすという態度は、「くさいものにはフタ」式で、むしろ事の本質を見過ごすもとではないか。とりわけ、「ぼけ」という表現についてはこれがあてはまり、老人ぼけが今日ネガティヴなイメージを伴うのなら、どうしてそうなのかを考察するためにこそ当面、いわゆる「ぼけ」については「ぼけ」として、この本ではアプローチをはかろうと考えている。

ボケの前兆をつかまえた——目次

5 高齢者介護の問題点――165

まとめ――191

1 ぼけの前兆をつかまえた

現行のぼけの検査に意味はあるか?

街の書店をのぞくと、「ぼけずに老いるにはどうしたらいいか」をテーマとしたハウツー本が多数並んでいる。最近では、介護についての本も目につくようになってきた。何とかしてぼけや寝たきりを防げればと、多くの人が願っている証拠といえよう。ただ中身はというと、どれも似たりよったりで、もう一つ新鮮味に欠ける。そして新鮮味がないという印象は、ぼけ防止の強力な方策が未だないことを、何よりも雄弁に物語っている。

そもそも今日の老年医学の状態では、ぼけそうな高齢者あるいは寝たきりになりそうな高齢者を早期に洗い出す(スクリーニングする)術《すべ》を持たないからだと思われる。

また介護保険もいざスタートしてみると、意外に利用されていないらしい。

たとえば病院へ行って診てもらうと、患者としてやってくる高齢者が「ぼけ」ならば、「ぼけてます」と判定を下してくれるだろう。けれども、それではもう遅すぎることが大半なのだ。ぼけを「ふるい」にかける、網の目が粗《あら》すぎることに起因している。

たとえば、親族が同居している高齢者の行動にこのごろ、不審な点が目につくので、老人病院のような医療機関へ連れていったと仮定しよう。どういう検査を受けるだろうか？

まず、問診をされる。姓名をたずねられ、ついで「ここはどこですか」とか「今日は何年何月何日か言ってみて下さい」というような質問がつづくことだろう。ふつうぼけると、毎日の日付とか、自分のいる場所がわからなくなるとされている。「見当識の障害がある」と、呼ばれる現象である。

さらに、医師は「リンゴ、ゴミ箱、小鳥……」というように単語をいくつか口にし、復唱を求められる。むろんだれでもまず、まちがいなくオウム返しに答えることができる。すると次に、「一〇〇から七を引くといくつになりますか」といった簡単な引き算か足し算をすることを要求する。「九三」と答えると、「じゃあ九三から七を引くと」と続く。「八六」と返事すると、再び「それでは八六からもう一度七を引くと」と、またたずねてくる。

こうして五度も六度も、計算を実行したのち、「先ほど言った単語を、もう一度言ってみてくれませんか」という質問を受けることとなる。

健常な人なら、ここで「そうだったのか」と相手の真意を悟ることだろう。計算を何度も強制させるものだから、数に関する能力を調べようとしているのかと、ついついトリックに

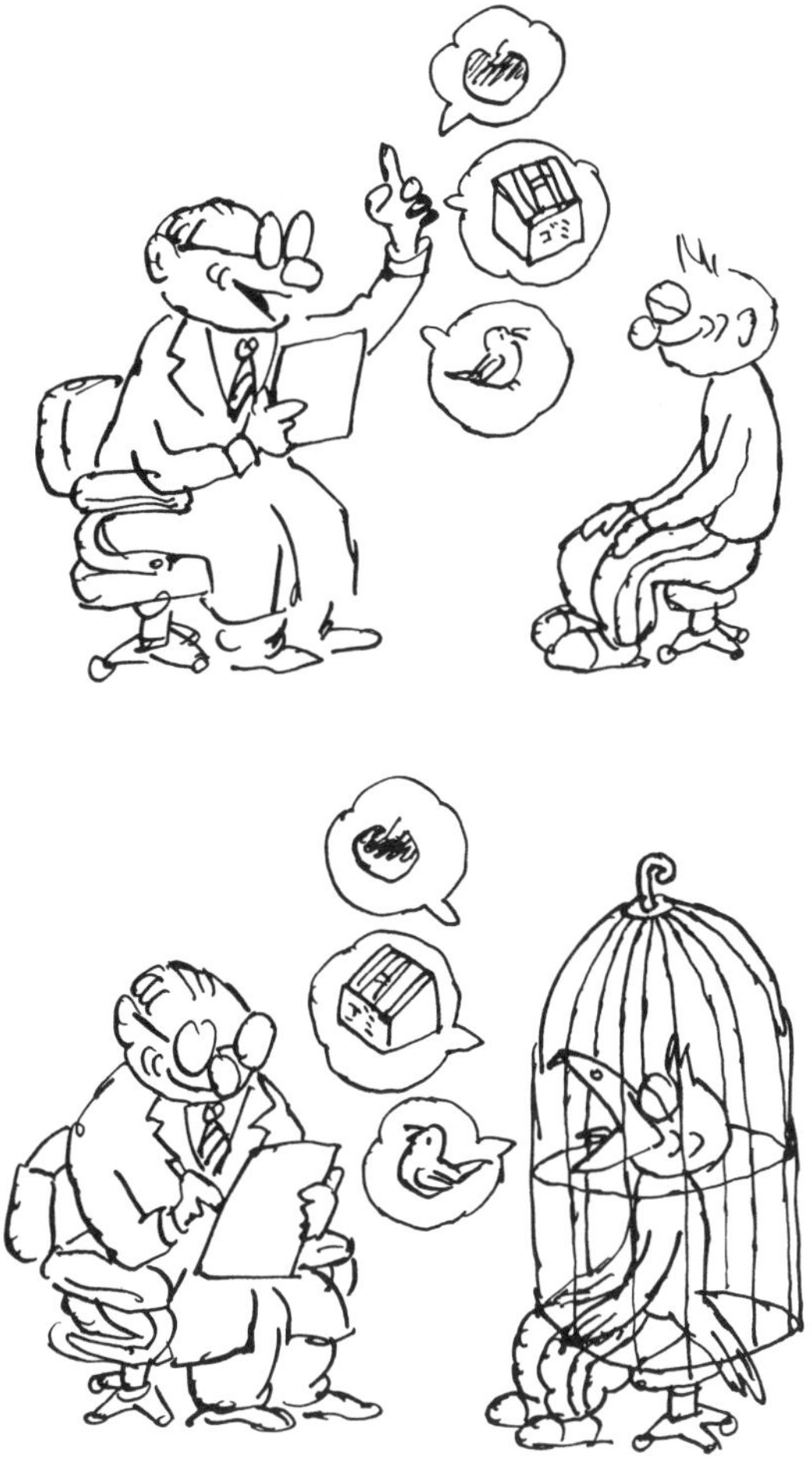

オウム返しに単語を復唱することなら、だれだってできる。

引っかかるところだった。でもそれは、こちらの気をその前に耳にした単語からそらすための詐術、というわけである。

本当は、「リンゴ、ゴミ箱、小鳥……」というように一度だけ口にした語彙群を、数十秒ないし数分たって、なお「再生」可能かどうかを試している。記憶の短期的な貯蔵に関心があるのだ。

よほど膨大な長さでない限り、われわれは耳にした情報をオウム返しに復唱することができる。そればかりでなく、単語数個分ぐらいだといったん口にしてやると、言った内容はしばらく記憶として心の中にとどまる。むろんいつまでも覚えられるものではないものの、少なくとも一分程度の間隔をおいてなら、その間とりわけ意識を集中していなくとも、再び依頼されれば先ほどと同じように口にすることができる。短期的な記憶能力における障害の有無が、チェックされていたのである。

ぼけると、数十秒前に耳にした単純な情報でも、ほんのわずか気をそらせると、もう思い出せなくなるとされている。それゆえ、上述のような検査で医師が口にした単語群を、再生できないと「ぼけ」と判断が下される有力材料とされるのだ。こうした問診が、いくつか続けられる。

むろん、問診だけで診断が終わるわけではない。おそらく、そのあとに脳の画像診断がおこなわれるだろう。いちばん普及しているのは、CT（コンピュータ断層撮影法）という方法で脳を輪切りにした状態の写真を幾枚も撮影していく。これで脳に何か異常が見られないかどうか、器質的な疾患の有無をチェックする。ふつう見当識に欠けたり、あるいは短期的な記憶に問題が見られると、まず画像に、何か出てくる。そこで「やはりぼけてます」という結論が下されることとなる。

だから、老人ぼけを判定する手法は確立していると書いても、あながち誤りではない。しかし、それでは不備はないのかというと、これで十分と答えることには、だれしも躊躇《ちゅうちょ》を感ずるのではないだろうか。

医師に「ぼけです」と判定された患者は、おおよそ周囲の者ならすでに、みんな「ぼけている」と思っている高齢者なのである。ぼけ老人であることに、その筋の権威のお墨付きが下されたにすぎない。結果として、ぼけだすきっかけとか、ぼけていく過程の詳細は不明のままで、今日に及んでいる。つまり、一般の病院に診察をあおいだところで、ぼけていると事後判定してもらってあきらめるか、あるいはまだぼけてないがこれからぼけるかどうかについてはわからないまま帰ってくるしか、成果は望めないというのが現在の実状に近い。

しかも、いったん完全にぼけてしまうと、治療の術《すべ》は実質的にないといっていい。最近は、ぼけ老人専用病棟が、各地の医療施設に雨後のタケノコのように作られている。とりわけ、以前のようにもうからなくなった精神病院が衣がえするケースが少なくない。

しかし、そこで何がおこなわれているかは、恐ろしくあやしい。患者を薬漬けにして、意識もうろうの状態で放置していない保証は、どこにもない。そういう状況を増やさないためにも、「ぼけの前兆」をすばやくキャッチするテストが不可欠である——こう考えて、次のような検査法を工夫してみたのだった。

「ぼけ始め」を調べるテストの開始

調査の対象となったのは、とくに疾病を自覚していない高齢者のグループである。具体的には、公営のデイケアセンターに通所している人に協力を仰いだ。一週間のうち何日か、定期的にやって来ては風呂に入ったり、食事をしたり、カラオケやダンスをしたり、談笑したりして帰っていく高齢者に、参加を依頼したのである。

テストする課題は、以下に述べる七通りに分かれる。いずれも短時間ですむように工夫してあるが、それぞれ被調査者の心の働きの異なる側面を分析できるように配慮し、私たちがあらたにつくったものだ。

最初の三つは、言語情報の処理に関するものである。まず一番目の検査では、単語を複数、耳にしてもらい、それらを即座に、復唱してもらう作業が求められる。便宜上このテストを

以後、「単語復唱テスト」と呼ぶことにしよう。一例をあげると、

ポット、ペット、マット、マスク、デスク、デンワ

といったように、目の前にすえられたテープレコーダから音が流れてくるのを、とぎれるまで聞く。聞き終わるや、直ちに口頭で再生してもらうのだ。こうした試行が、何度も続けられる。

あるいは、

リンゴ、タマゴ、ツクエ、コンブ、ボール、ラジオ

という単語群も刺激として採用されている。前者と後者を比べてみると、いずれも三音からなる語彙の連鎖であるという点では、共通していることに、すぐに気づくことだろう。ただし、前者では次々と登場する単語の最初の音あるいは最後の音が、直前の単語と同一になっている。つまり、「韻をふむ」形で刺激が提示されたのに対し、後者には、そうした特徴が見うけられない。

当然、「韻をふむ」形式を踏んでいるほうが、反唱しやすいと想像されるが、再生の難易度が低い複数の単語配列、及び難易度が高い複数の単語配列の双方に関し、どういう高齢者がどういう成績を示すのかを、まず調べようと企てたのだった。

もっとも、ただテストを実施するばかりでは、とりとめがない。テストの結果を対照すべ

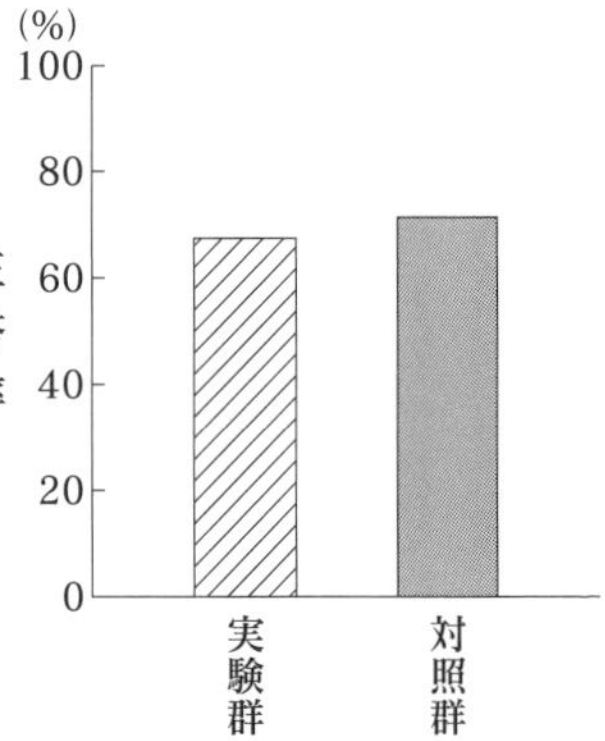

図1　ぼけているという印象のある高齢者（実験群）とそうでない高齢者（対照群）での**単語復唱テスト**の成績の比較

き何か、ほかの指標があって双方の関連を問うことで初めて、テストが意味をもってくる。そこでとりあえず研究の第一歩として、デイケアセンターで実際に高齢者と交渉を持っている福祉関係の職員の人の、個々人についての印象度との関係を探ることにした。

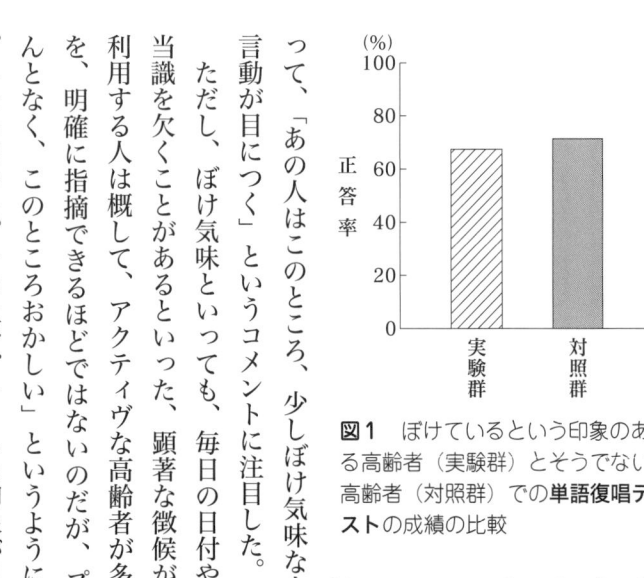

むろん、ぼけについて知りたいのだから、個々の高齢者についてインタヴューしてまわって、「あの人はこのところ、少しぼけ気味な人ではないか」とか、「ちょっと理解に苦しむ言動が目につく」というコメントに注目した。

ただし、ぼけ気味といっても、毎日の日付や自分のいるところがわからなくなるなど、見当識を欠くことがあるといった、顕著な徴候が目につくわけではない。デイケアを定期的に利用する人は概して、アクティヴな高齢者が多い。ただ、これといってぼけだしていることを、明確に指摘できるほどではないのだが、プロとして高齢者に接している立場から、「なんとなく、このところおかしい」というように、アンテナにかかってくる人を、ピックアップしたのだった。その上で、そうした印象が見受けられないほかの高齢者とテストの成績を比べてみた。しかしながら、図1のグラフが示すように、目立った差は見出されなかった。

　そこで、次のテストに移ることにする。今度も、

　　デンワ、カツラ、サトウ

という具合に、複数の単語が、テープレコーダーから流れてくる。ただ、口頭で反復するのではなく、各語彙《ごい》の語尾の音をつなぎ合わせていって、でき上がった語を答えることが求められる。この場合だと、「笑う（ワラウ）」が正解となる。以後、このテストを「しりとりテスト」と呼ぶことにする。

　そのテストの結果を、先ほどとまったく同じ二グループで比較してみると、図2のようにぼけだしたという印象を与えている高齢者では正答率が低くなることが判明した。

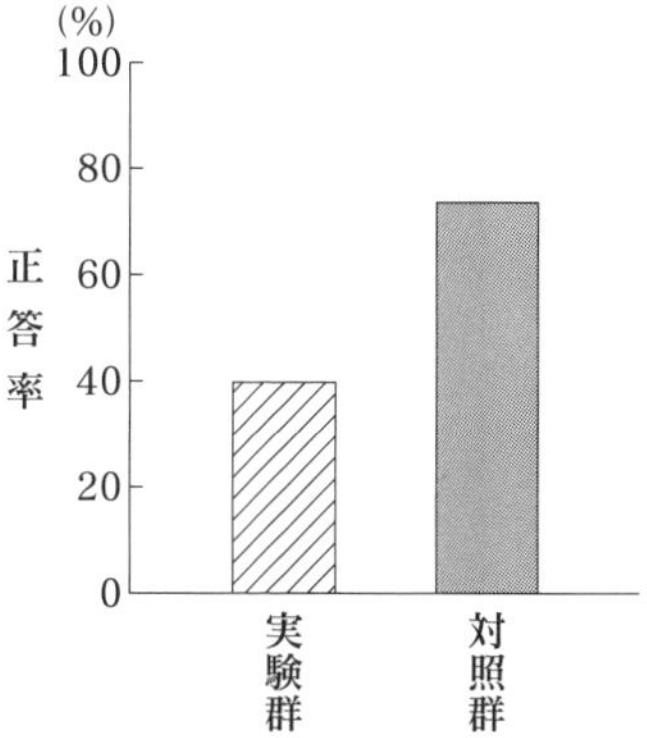

図2　単語復唱テストの時と同様の2つの高齢者群での**しりとりテスト**の成績の比較

　今回の課題でも、被調査者は複数の単語を耳にするし、単語復唱テスト時と同じく、それらを声を出さないにしろ、とりあえず心のなかで反復することが、解答のための絶対必要条件となる。しかし作業はそればかりにとどまらない。個々の語の音節の連鎖の最終音を次から次へと拾い上げ、

つなぎ合わさなくてはならない。情報により複雑な加工を施さなくてはならないのだ。すると、単に反復するだけの際にはみられなかった成績の差異が浮上してきたのだった。

反対語を想起する能力

三つめのテストでは、もう少し複雑な課題の遂行が要求される。やはり今回も、複数の単語が流れてくる。その個々の語彙を、つなぎ合わせていって一つの別のことばを作る点も、「しりとりテスト」のときと同じである。ただ今度は、直接その単語を答えればよいのではない。それと意味の上で反対の語を、返答しなくてはならないのだ。そこでこれを、「反対語作成テスト」と命名することにした。

先ほどの

デンワ、カツラ、サトウ

に即すると、まず「笑う（ワラウ）」ということばを思い浮かべ、そこから「笑う（ワラウ）」の反対語」つまり「泣く（ナク）」と答えてやっと正解ということになる。

こうしたテストの成績を、やはり二グループで比べてみると、図3のような結果になることがわかった。前のテストと同様、ぼけ気味という印象の強い高齢者のほうが、正答率は低くなっている。

ただしひとつ注目すべきと思ったのは、図2と対照してみて、ぼけ気味の高齢者のほうが成績が低下することは確実であっても、その低下の程度は、「しりとりテスト」と別段、変わっていないという事実だろう。

前回のテストでは、耳で聞いた刺激群を心の中で反芻して、機械的に個々の単語のことば尻をつなぎ合わせれば、それですむ。他方、「反対語作成テスト」では、反対語想起というもう一つ別の処理過程が入ってきているはずだ。心の中で合成したことばを、さらに反芻し、意味上で反対になることばは何かと、自分の過去の知識から答えを引き出さなくてはならない。

まず刺激から、別の語彙を作る点で、ぼけの印象度の強い高齢者が能力的に低いのは、「しりとりテスト」ですでに証明ずみである。けれども、いったんそのことばを思い浮かべたなら、そこからさらに反対語を探し出す過程については、二グループの被調査者間で、成績に差のないらしいことが、図2と図3の結果から示唆されているのではないだろうか。

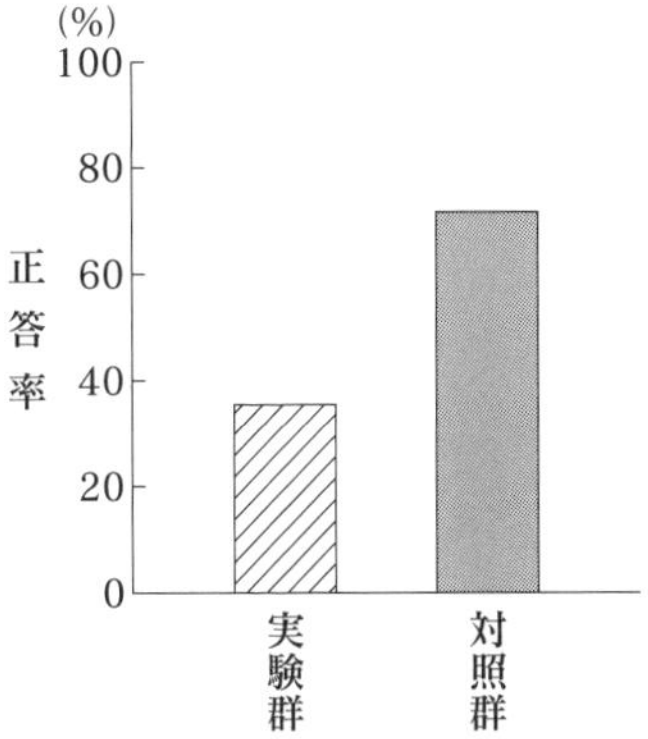

図3　今までの2つのテストと同じ2つの高齢者群での**反対語作成テスト**の成績の比較

視空間的な情報の処理能力をテストする

ここまで述べた三つのテストが、音声言語の形で入力されてくる情報の処理について調べるテストであったのに対し、次に紹介する三つのテストでは視覚に深く関係している。

まず通算して四番目にあたるテストでは、被調査者にとってまったく面識のない「四人の人物の顔写真」を一枚ずつ順番に計四枚、呈示されることになる。各顔写真を見せる時間は三秒、計一二秒で全呈示が終了する。次に、その四枚をテスト者が伏せ、一つの束にして、あたかもトランプを切るかのように裏向きでシャッフルする。

ものの五秒もシャッフルすると、裏側を上に向けたままで被調査者に手渡す。その上で、先ほど見せた順に配列するように依頼する。以後、このテストを「写真配列テスト」と呼ぶ。こうした試行を何回か、枚数を変えたり写真の内容を変えたりしたセットの写真を用いて反復した上で、その成績を先ほどと同一の二つの高齢者グループ間で比べてみる。その結果が、図4である。ほとんど、目立った差は存在しないのだった。

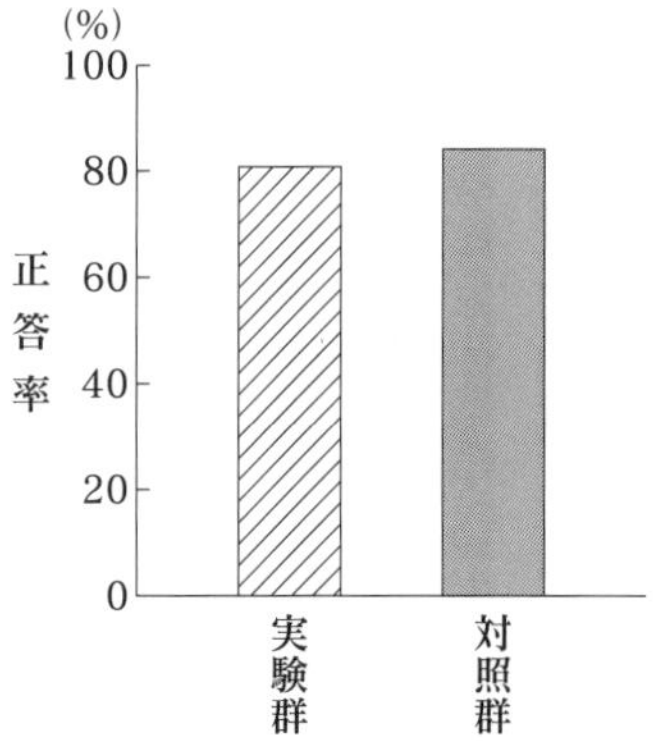

図4 2つの高齢者群における**写真配列テスト**の成績の比較

次の五番目のテストでは、たとえば図5のような図が、呈示されることとなる。いずれの図でも、要は格子模様が描かれてあって、格子のいくつかには、いくつかの丸が付いている。私たちのテストでは、格子はホワイトボードに黒のマーカーで線引きし、丸は赤のマグネットを使ったが、白い紙に黒の丸紙を使ってもよいだろう。被調査者は、「一つの長方形が、四行四列計一六に区分されています」との説明を受ける。その上で、左の上端から第一行目を右に沿って各列を眺めていき、眺めおわると次の行に移り、最後の行の右端まで、目で追って丸の位置と数を確認することを求められる。すなわち、どの格子に丸がいくつあるかを答えるのである。

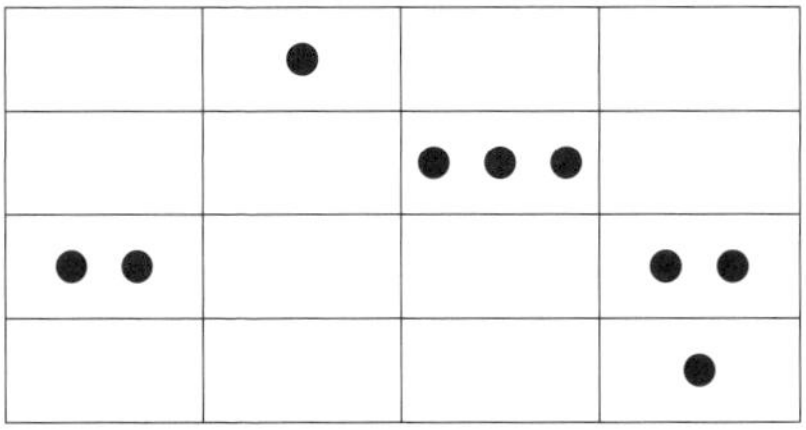

図5　格子模様再現テストで呈示された図の一例

その確認に費やすのは、一五秒間。所定の時間がたつと、図はしまいこまれる。そして、マグネットのついてない、格子模様だけが描かれたホワイトボードが示され、マグネットの入った箱が手渡されて、今まさに目にしたように丸を格子のなかに再現することが、課題として与えられる。このテストは、「格子模様再現テスト」と命名された。

「写真配列テスト」では、四枚の写真の束を一枚一枚手にとり、直前に見た順を今まさに目に飛び込んでくるイメージから、追認すればすむのだけれども、今度の「格子模様再現テスト」ではそれだけの作業でこなすのには不十分である。各格子内の丸の有無を覚えておかなくてはならないし、あるとすればいくつあったかを、外からの手がかりなしに自主的に再現しなくては、正解は得られない。

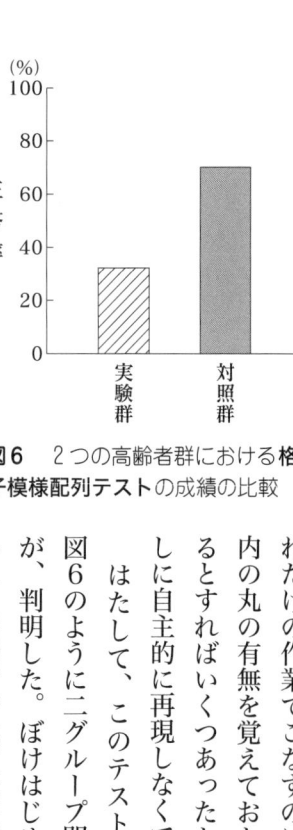

はたして、このテストの結果を整理してみると、図6のように二グループ間で成績に開きのあることが、判明した。ぼけはじめているのではとの印象を与える高齢者では、正答率が低下する。

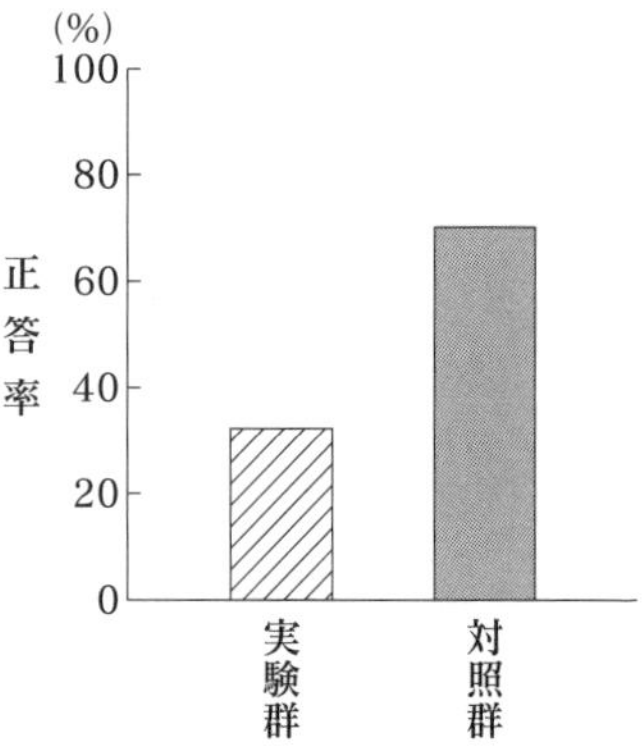

図6　2つの高齢者群における**格子模様配列テスト**の成績の比較

視覚に関わる六番目のテストは、「格子模様再現テスト」の発展形とでも言うべきものである。前回と同様、やはり格子模様が描かれたホワイトボードと、格子のいくつかにとりつけられたマグネットの丸をあらかじめ、被調査者に見てもらう。次に、格子模様だけのホワイトボードを呈示、マグネットを手元に用意するところまでは、前回と変わらない。ただし今回は、マグネットを格子の内に、以前見たようにおいていくことを要求するのではなく、呈示された丸の分布パターンを心の中で再現しながら、結局のところすべての格子に入っていた丸の数を加えると、いくつになるかを答えてもらう。被調査者は、先ほどのイメージをたよりに空白の格子模様に直面した状況下で、各行と各列ごとに置かれてあったはずのマグネットの有無と数を心の中で反芻しながら、足し算を実行しなくてはならない。そこで、このテストは「足し算テスト」と命名された。

すると、図7のような結果となることがわかった。図6と同じように、ぼけ始めているおそれのある高齢者グループのほうが、正答率は低い。ただし、両グループの成績のひらきは、図7と図6でまったく変わらないようなのだ。

単語の記憶力のテスト

これまでのテストから、ぼけだしたのではとの印象を与える高齢者は、直前に入手した音声および視空間情報を一次的に貯え、処理する過程の特定の段階で、ほかの健常な高齢者が感ずることのない困難に直面している可能性が、浮きぼりになってきた。デイケアセンターで働くプロの人々が抱く、「おかしい」という感覚は、決して根拠のないものではないらしいことが、うかがえよう。

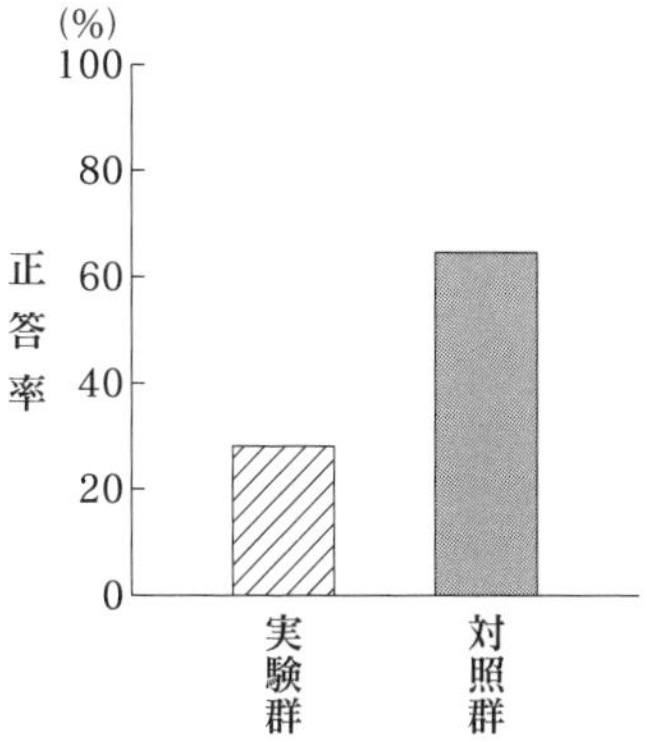

図7　2つの高齢者群における**足し算テスト**の成績の比較

もっとも、その「おかしさ」は、ぼけた高齢者が一般にしばしば指摘されているところの、「ほんの今さっき経験したことなのにもう忘れてしまう」という徴候とは、明らかに違っている。今までに紹介した六つのテストのち、入力された特徴の保持そのものを調べた「単語反復テスト」と「写真配列テスト」については、二グループの成績に差は見られていない。

いや、そもそも六つのテストで試されているのは、被調査者が入手してのち、ほんの一〇数秒からたかだか数十秒のタイムラグを経て、それをどう「記憶」あるいは処理しているかというたぐいの、情報の保持である。他方、巷間《こうかん》で指摘されているぼけ老人の「記憶の悪さ」とは、「さっき食事をとったことを、もう忘れている」といった場合ですら、一〇分とか数十分の時差を隔てた後の情報の保持を、意味している。

後者のような一〇分とか数十分のうちの過去の情報の再現といった場合に、われわれは「記憶がある」と表現することを許されるのではないだろうか。ほんの数十秒単位のあいだの記憶では、おはなしにならない。それでは、先のぼけだしたかもしれないという高齢者は、この本来的な意味合いでの「記憶」に関して、やはり他の高齢者より能力的に劣っているのだろうか？　この問題を検討するために、以下のテストをおこなってみた。

といっても、これまでの六つのテストと違い、記憶力を探る検査テストについては、新しく手法を工夫するまでもなく、いくつもの方法がすでに確立してきている。だから、既成のものを借用することにした。今回はなかでも、「単語リスト記銘テスト」と呼ばれている手法を採用してみた。

具体的には、武蔵病院で考案されたテストを使った。

「梅・椿・先生・さかな屋・うどん・サンドイッチ・鶴・いのしし・扇子・糸」

の一〇の単語を用い、どの程度これらを覚えられるかを試すのである。

テストのためにリストアップされている一〇の語彙《ごい》というのは、なにげなく列挙されているようでいて、その実、実に巧妙に選択されている。まず、一〇語が五つの異なる領域からの、それぞれ二単語で構成されている。「梅」と「椿」は植物、「先生」と「さかな屋」は職業、「うどん」と「サンドイッチ」は食べ物、「鶴」と「いのしし」は動物、「扇子」と「糸」は日用雑貨である。

さらに、異なる二領域のそれぞれ一語が、同一の音で始まる単語であることに気づかれただろうか？「先生」と「扇子」は「せ」、「糸」と「いのしし」は「い」……といった具合になっているのだ。だから、被調査者が一〇の内、どれを覚えていて、どれを忘れたかを分析することで、どういうことばの要素を手がかりに、語彙を記憶しようとしたかが、研究者に把握しやすいようになっているのだ。

この一〇語をそれぞれ、一枚のカードにたて書きし、同時に横に語彙の意味を表す絵を添えておく。被調査者には、カードを一枚ずつ順に呈示し、すべて見せおわったのちに、いま見た単語をすべて答えるように依頼する。そしてこの試行を連続して五度、くり返すのである。

一回ひととおり呈示しただけでは、だれでもなかなか全部（あるいはほとんど）正解というわけにはいかない。だが五度も反復すると、まずまちがいなく全員が一〇語全部ないしは少なくとも九語は、答えることができるようになる。

答えられるようになったところで、いったん休憩をはさむ。注意を直前におこなった課題の内容からそらすために、全然関係のない音楽を聞かせたりする。そして三〇分間、間隔をおいたのちに前の一〇語をもう一度、思い出すように依頼する。

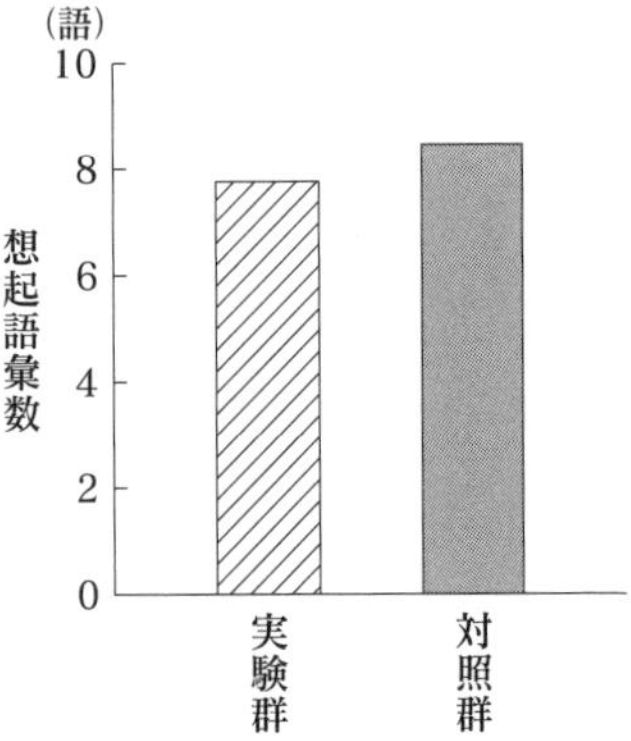

図8　2つの高齢者群における**単語リスト記銘テスト**の成績の比較

その結果が、図8に表されている。グループ間ではっきりとした差が、生じない。ぼけているのではとの印象を与える高齢者では、平均して七・九語を想起することが可能であった。そうでない高齢者の平均想起語彙数は、八・六なので成績が低下することは低下している。けれども、「しりとりテスト」や「格子模様テスト」などの成績の差に比べると、はるかにわずかな違いといえよう。

三〇分のあいだ、ある内容を覚えつづけるというのは、いわゆる「短期記憶」と呼ばれている能力にほかならない。高齢者のぼけというのは一般に、時間的に近い過去の出来事を覚えることにまず障害が出るとこれまで言われてきた。ところが、必ずしも記憶能力が落ちるわけではないことを、「単語リスト記銘テスト」の結果は示唆しているようなのだ。

「ぼけ始め」をつかまえられた

ところでここまでの調査では、まず高齢者を、「ぼけだした」という印象を与えるか否かによって二分し、そののちテストの知見を両者のあいだで評価してきたのだった。そして比較したところ、七種類の検査のうち四つで、有意な差が生ずることが明らかとなった。

とりわけ特徴的な相違が見られた「しりとりテスト」と「格子模様再現テスト」の二つは、ぼけだしたのではと思われる高齢者で成績が低かった。同じように有意な差が見られた「反対語作成テスト」と「足し算テスト」は、「しりとりテスト」と「格子模様再現テスト」の変形版といえるだろう。だから、ぼけのはじまりが前述のようなテストをおこなうことで、把握できるのではないかと推定される。これは、ぼけのスクリーニングに役立つ可能性が大きい。

というのもすでにふれたように、従来なら、医療施設を訪れた高齢者に対する診断は、

「あなたはぼけてます」か「ぼけてません」の大別して二通りしかなかったのだけれど、検査法次第で、「ぼけとはいえないが、ぼけになる危険度（リスク）が高い」といった、ハイリスクの人を同定することができるかもしれないのだ。ハイリスクかどうかがわかれば、ぼけがそれ以上に進行するのを防ぐ手だてだって、見つかるかもしれない。

そこで「しりとりテスト」と「格子模様再現テスト」が、ぼけだしたという印象と関連するかどうかを、別の方法で検証しようと考えた。

この確認のために、過去に調査をおこなったのとは別のデイケアセンターを訪問した。そこに通所している高齢者を対象に、先述の七通りのテストをまったく同じ要領で実施する。ただ従来と異なり、施設で働く人に各高齢者の印象を前もって尋ねたりはしなかった。

個々人について、今回は何ら参考となる情報を持たないままに、調査をすすめた。そうしておいて、「しりとりテスト」と「格子模様再現テスト」に関し、個人の正答率を調べる。その正答率が低い順から高い順まで並べ、その分布のなかで成績の低いほうの五パーセントに含まれる高齢者を抽出したのだった。

抽出した上で、リストアップされた高齢者を施設の職員に評定してもらうことにする。何を評定するのかというと、個々人がどの程度にぼけていると感ずるかを、六段階で採点してもらうのである。六段階というのは、「まったくぼけていない」を〇点、「完全にぼけている」

を五点とし、その中間段階を一から四までとする。

このようにして二つの検査について、著しく結果の悪かった高齢者と、そうでなく典型的な成績を残した人々（対照群）とで、平均評定点を比べてみると、図9のようなグラフができ上がった。後者では値が〇・三であるのに対し、前者では〇・八あまりと、〇・五上回っているのである。

どちらも点数が〇点台ということは、双方のグループの高齢者とも、さして値に大きな開きがあるわけではないことを示している。だがそれにもかかわらず、〇・五点余りの差は統計的には五パーセントの確率で有意であることが判明した。

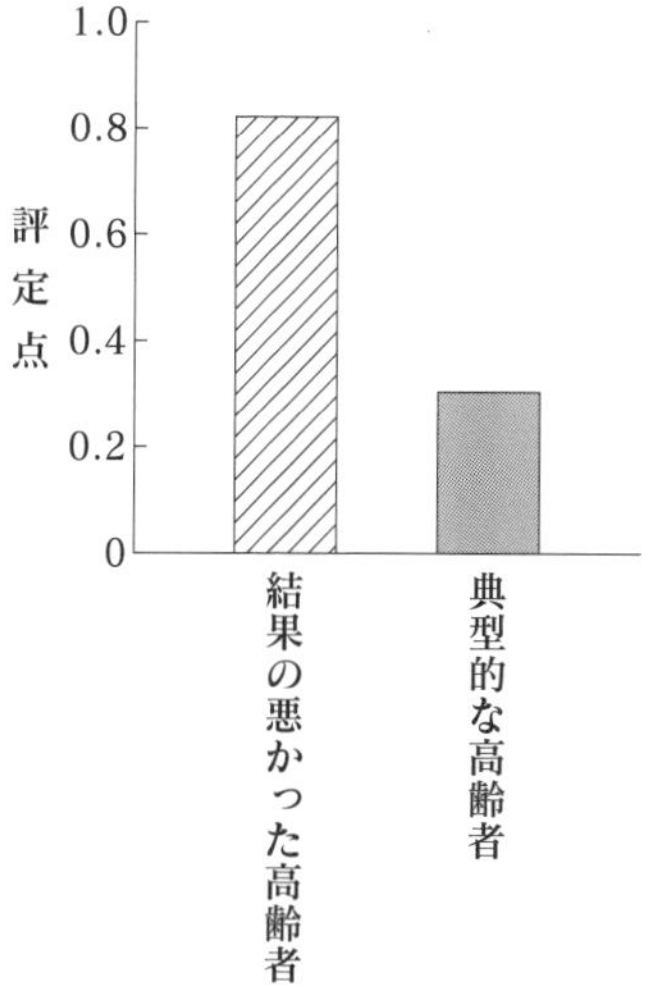

図9　しりとりテストと格子模様再現テストの成績が著しく悪かった高齢者と典型的な成績の高齢者での「ぼけ」の評定点の比較

五パーセントの確率で有意とは、二グループ間で実際に成績に差がないにもかかわらず、図9のような点数の開きが生ずる確率は、五パーセント未満（つまり二〇回に一回未満）ということを意味している。つまり二〇回テストしても、一度あるかないかの出来事で、九五パーセント以上の信頼度でまちがいなく、双方の成績には差が存在する。やはり、二種類のテストから、「非常に軽いぼけ」を洗い出せる可能性が裏づけられたのだ。

「老人力」の大誤解

最近、「老人力」という表現をよく耳にするようになった。画家で作家の赤瀬川原平をはじめとする路上観察学会のメンバーが使いだしたことばで、ここ数年間で急速に流布したようだ。ただ、このことばが用いられる文脈は極めて多様である。『老人力』の著者、赤瀬川自身、「特集のタイトル、コラム、投稿の川柳、ちょとした記事のまとめの言葉などに、じつにたくさん使われているので驚い」(『老人力②』筑摩書房一〇二—三頁)ているが、「でもそのほとんどが、いわゆる誤用である」(前掲書一〇三頁)という。

典型として

老人力というのを、いわゆる老人パワーというか、老人の持っている物理的なエネルギー量と解して使っている例。

「まだまだ若いものには負けませんよ」

「まだまだこのくらいの荷物は持てますよ」

「まだまだ徹夜は平気ですよ」
「まだまだ酒一升は飲めますよ」

というような、まだまだで始まるいわゆる老人の単純な頑張り力に、老人力という言葉を当てている例（前掲書一〇〇頁）をあげている。

政治の世界で年寄代議士が権威を示したとか、音楽会で老人とは思えぬパワーで歌を歌ったとか、とにかくお年寄りがなにかちょっと力のいることをやったというのを、「さすが老人力！」

とかいう言葉でまとめているのが多く、うーん、ちょっとねえ、と（前掲書一〇三頁）感ずると書いている。

では、どういうのが「正しい」用法かというのを、『老人力』の冒頭から拾ってみると、次のような場合が、それに当たるという。

人間、歳をとると物忘れがひどくなるというのは誰しもあることで、えーと、何だったかな……、ということがよくある。よくあるというより最近はぐんぐん増えてきていて、

とか訊くと、家人に、

「えーと、何だったかな……」

「知らない！」

と言われたりする。あまり繰り返しているとたしかに「ご自由に」という感じにもなるだろう。

家の中だけでなく外に出ていても、仲間どうしで、えーと、何だっけ、というのをお互いに繰り返している。友人とか仲間どうしの場合、共通の知識を共通に忘れかけていることがよくある。何かのたとえ話をしようとしていて、ある人物の名前が思い出せず、

「えーと、ほら、あの、あれに出てた……」

「そうそう、あれでしょ。あの、ほら、あれ……」

とお互いに忘れてしまっている。でもちゃんと「あれ」だというのはお互いにわかっているのだ。わかっているのに、名前が出てこない。

ある時、相手は南伸坊君だったが、やはりそんなことを何度も繰り返していて、南君

の方がつい、

「おっしゃることはわかります」

　と言ったので大笑いした。

　たしかにおっしゃろうとすることはわかっているのだ。お互いにわかっているんだけど、ただその名前だけが出てこない。

　でも意味はわかっているので、話はつづけられる。つづくといっても名前は依然として出ないわけで、名前の出ない意味だけが、

「ほら、あれが……」

「そうそう、あれ、あの中で一人だけ、あれが……」

「あれ誰だっけ」

「いや、おっしゃることはわかります」

　というので、それからはもう「おっしゃることはわかります」の連発で、大笑いがつづくのだった。

　こういうのをぼくらでは「老人力がついてきた」という（『老人力』八―九頁）。

　さらに、右の文が単行本としてまとめられる前に雑誌に掲載された時の読者の声も、続い

て収録されている。

私はまだ（もう）30台後半ですが、最近言おうとしている言葉が見つからないことが多くあり、友人同志で「ボケた」「ボケない」と言い合っています。でもこれからは「老人力がついてきた」この言葉を、みんなに広めたいと思います（前掲書三四頁）。

要するに、知識としての記憶が年とともにあやふやになってきたことを、「老人力がついてきた」と言い換えようとする狙いであることが、うかがえる。しかも単に言い換えるのではなくて、一般に記憶力が衰えるのは否定的にとらえられるのを、肯定化しようとする発想がみてとれる。だからこそ、急速に流布したのに違いない。

むろん流行の背景には、「自分もぼけるのではないか」「ぼけだけにはなりたくない」という社会共通のムードがある。現に二〇〇〇年六月に、ある製薬会社が東京と大阪に在住の四〇代から六〇代の女性三〇〇人と、五、六〇代の男性二〇〇人に脳の健康に関する調査を実施したところ、集中力の低下を感じると答えた人がおよそ七五パーセント、記憶力の低下にいたっては八五パーセントにのぼったという。原因はいずれも、加齢と認識しているが、「どうしてよいか分からない」と不安を漠然と感じている場合が多いらしい。

だからこそ、「老人力がついたんだ」と視点を変えてみると心が何となく楽になり、ワァーッとみなが飛びついたのだと推測される。

しかしである。ここまでに明らかになった知見を、まとめてみると、老人ぼけは一般に認められているほどには、記憶能力の衰えと緊密に結びつかないようなのだ。忘れっぽくなったからといって、「老人力」がついたわけではない。むしろ、その場面その場面で個々人に入ってきた情報を、状況に対処する行動を起こすために、どのように加工するかという能力のほうにこそ、衰えをきたしはじめることが、うかがえるのだ。

プッシュホン電話がかけられない

それではいわゆる「老人力がついた」のではない、真の「ぼけ」だしたときの、当人の感覚や意識にはいったいどういう特徴があるのだろう?

むろん、真実、どういう思いを抱いているのかというのは、当人にしか分からないので、なんとももどかしい限りである。なかなか周囲の者には、実際の雰囲気はつかめないのだが、ともかくいろいろ該当者や周囲の人に聞いてみる。その結果、当人が置かれている状況を再構築してみると、以下のようであることがおおよそ分かってきた。

すでに書いたように、私たちは知人に電話をしようとするとき、手帳にある相手の番号を調べたのち、それを一時的に空んじてから、電話器を操作する。ぼけだしているのではという感の強い人に尋ねてみると、番号を空んじるだけなら何ら困難を覚えることはないという。情報の一時的な貯えには問題がないというテスト結果が、それを裏づけている。

ところが、いざ電話器を操作する段になって、ついつい途中で番号を失念するという事態が出現する。それも、近年普及しだしたプッシュホン式だと番号を忘れやすいという特徴がある。とりわけ、普段ダイヤル式になじんでいて、あまりプッシュホンを使いなれていない人に多い。

どうして、こういうことになるかと調べてみると、プッシュホンになじみのない高齢者では、いちいち番号を押すときに、対応するボタンを視覚的に確認しなくてはならないことが関係していることが、判明してきた。ダイヤル式の電話だと、使用に熟達しているので、指先にとりたてて注意を払わなくとも、空んじた番号に従って順にダイヤルを回していける。

しかし、プッシュホンでは事情が違ってくる。七ケタの数字なら、七つの数字に対応するボタンの位置をいちいち、確かめなくてはならないのだ。七四一―五八九三という番号だとすると、一連の数配列を反芻《はんすう》しつつ、まず七を思い浮かべ、「七はココ」とボタンを捜して押す。次に七四一―五八九三の七の次の四を思い浮かべ、「四はココ」とまた、次の異なるボタンを捜して押す――という作業が続く。これが、ぼけだしたといわれる高齢者には、た

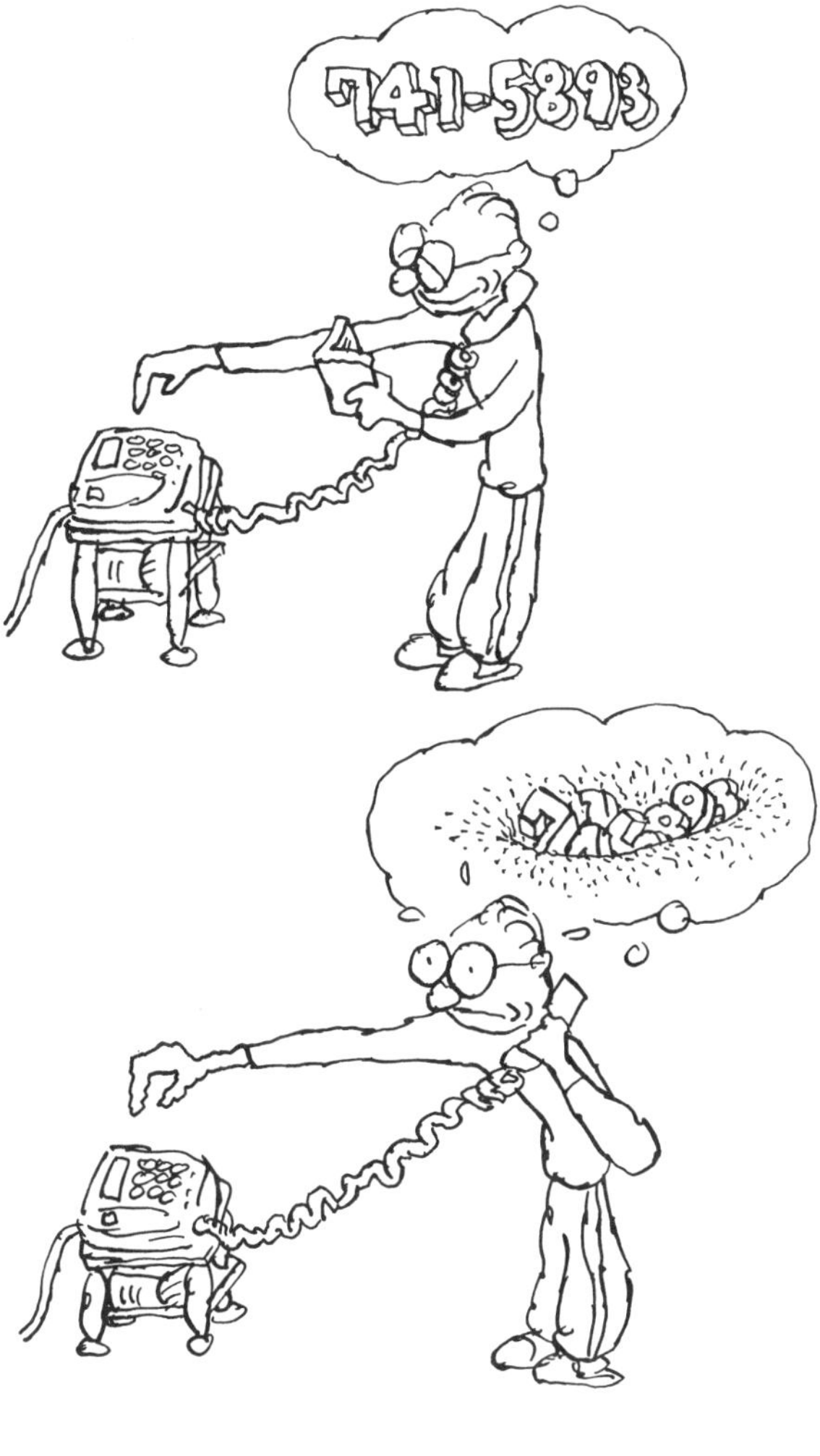

番号を空んじるだけなら。しかし…。

いへんむずかしいのである。

七ケタの数字の配列をただくり返すだけなら、何ら支障は感じない。にもかかわらず、そこから特定の一個を、いわば「切り出す」という操作を心の中でしなくてはならないとなると、むずかしくなってくる。具体的には、ボタンを一つ押すと、次が何番だったか頭が混乱して、よくわからなくなってきたりする。

混乱するので電話の操作を中断し、再び心の中で七ケタを暗唱してみると、その時だけ番号がすっと心によみがえってくる。単語をいくつか耳にして、一つ一つの最後の音節を「切り出す」のと同じような加工に際し(先の「しりとりテスト」の例を思い出していただきたい)、能力が落ちてきていることが、うかがえる。

書きまちがいの多発

また文字を書く際に、やたら間違いを犯すようになるのも、ぼけはじめの特徴のひとつのようだ。しかも、書きまちがいといっても、誤字が増すのではない。不思議なまちがえ方をする。

字体そのものが誤るわけではなく、必要な文字を順序を追って書くことをせず、一文字か二文字、あるいは時としてもっとすっと飛ばして、先の文字を書いてしまうのである。ただし、自分の氏名とか住所・勤務先というような、決まりきった一種の常套句の場合は、さほど支障をきたさない。

たとえば困るのは、その場その場で書く内容を頭で思い浮かべ、文をつくりだしながら、それを文字化していく時であることがわかってきた。

たとえば私は目下、この原稿を、「困るのは、その場その場で書く……」と、脳裏に浮かんだ文章をワープロを用いず、空港の待合室で手に握ったボールペンで、原稿用紙に文字化しているところである。当然のこととして、文字を書きつけるためには、文を頭の中で作り出すよりも、時間を必要とする。だから「困るのは、その場その場で」という句を作り上げたときと、それが字面になって表れるまでに、タイムラグが生じてしまう。

とりあえず思い描いた句の終わりの字までを書き終えるや、心の中では次の句を作るべく作業が進行していく。通常なら、作文した字の配列を、作成したとおりの配列で書字することに何の困難も感じないだろう。「困るのは、その場その場で」という句が心の中でできると、手が「困るのは」とまず書く運動を開始するはずである。手が「困るのは」と書字を始めるや、心の中で書き手は、「……その場その場で書く……」と次の部分へと注意が移っていくことだろう。ふつうならば、この手の動きと心の中の作文過程の間のズレが、何ら問題とならない。

ところが、たとえばぼけはじめてくると、「困るのは」と手が書き終わらないうちに、つまり「困る」と書いたあたりで、次の「その場で」という句の頭の「その」が「のは」を飛ばす形で書きつけられてしまうという、困った事態が発生してきたりする。

作文をするためには、メッセージをことばに表さなくてはならない。口に出すことなく、心の中で言語化したものは「内言《ないげん》」と呼ばれている。次に内言を、手が文字に変換する。ただ文字化という作業はなんといっても、手作業である。内言を作成するより、はるかに時間を要する。

文字を書きつらねていくあいだ、私たちはいったん作り上げた「内言」を、頭の中にプールしなくてはならない。プールしておいて、順を追って書記していく。まず、作文した最初の部分について、それが字面《じづら》になると、次の部分について……というふうに作業は進行する。貯えられた文の中から、必要な部分をそのつど順番に、やはり切り出していくという加工の工程が介入するのだと、考えられる。

こうしたことが、ぼけると困難となってくる。結果として内言を発したら、瞬時に手がメッセージを書きつけるべく運動をおこなってしまい、その際に「ため置かれた」文字のある箇所が欠落してしまうのだ。

買い物準備の困難

支障が生ずるのは、むろん音声情報の処理のみにとどまらず、視覚処理に関しても起こってくる。たとえばそれは、食事の準備のための食料品の買い出しといった状況下で、顕在化する。

昼下がり、今日の夕食はカレーライスとポテトサラダにしよう、と決めたと想像してみよう。必要な食材を、近くのスーパーマーケットに買いに行こうと思いたつ。むろん、家にすでにある手持ちの材料は、わざわざ購入することがない。さて、なにがあっただろうかと、冷蔵庫の中をチェックする。

最近の冷蔵庫は、いくつものコンパートメントに分かれている。メインの冷蔵の空間を、扉をあけてのぞく。「カレーのルゥーはあるか?」次に野菜室の引き出しをあけて「じゃがいもがあるか」見てみる。ついで、冷凍庫をのぞいて、肉類の量と種類を確認するかもしれない。

それから、おもむろに買ってこなくてはならないものを、心の中でリスト化するのが普通の工程だろう。ついさっき見た冷蔵庫の内部の様子を反芻しつつ、足らないものを列挙していく——しかし、ぼけの前兆が出だすと、このリスト化がなかなかできなくなってくる。

「カレーライスとサラダを四人分こしらえるために必要なのは、あれとこれとそれがこれぐらい……」と思い起こし、そののちさきほど、見た食材類と照合する。それが、いざ照合の段にいたると、さきほどのぞいたはずの冷蔵庫の中身が、混乱してしまうのである。目を閉じれば、中をのぞいたときのシーンがいちおう浮かぶ。浮かぶのに、では何を買い足せば用が果たせるかを考えようとしても、結論が出ない。頭をしぼろうとしても、入手必要な食物が特定できない。

唯一の解決法は、まずつくろうとする料理に必要な食材とその分量をすべて、メモにして書き上げることである。それにもとづいて、再度冷蔵庫を見て、どれがあるかあれがないかをひとつひとつ、点検するしか術《すべ》がない。

視覚的にも、貯えている情報の加工ができにくくなってきているのだと思われる。私たちは一般に、いったんある光景を目撃し、心に刻むや、かなり柔軟にそれを操作することができる。心の中に入力された光景は、一幅の絵のようにおさまってしまうのでは、決してない。その光景の一部にズームインしたり、あるいは視点の位置を変えてみたりすることも可能である。

冷蔵庫をのぞいた際には、中になにがおさまっていたかを確認したのだから、内容物を順にサーチしたに違いない。視線の先はそれらひとつひとつを順番に移動したことだろう。ジャガイモ、タマネギ、ピーマン……というように。

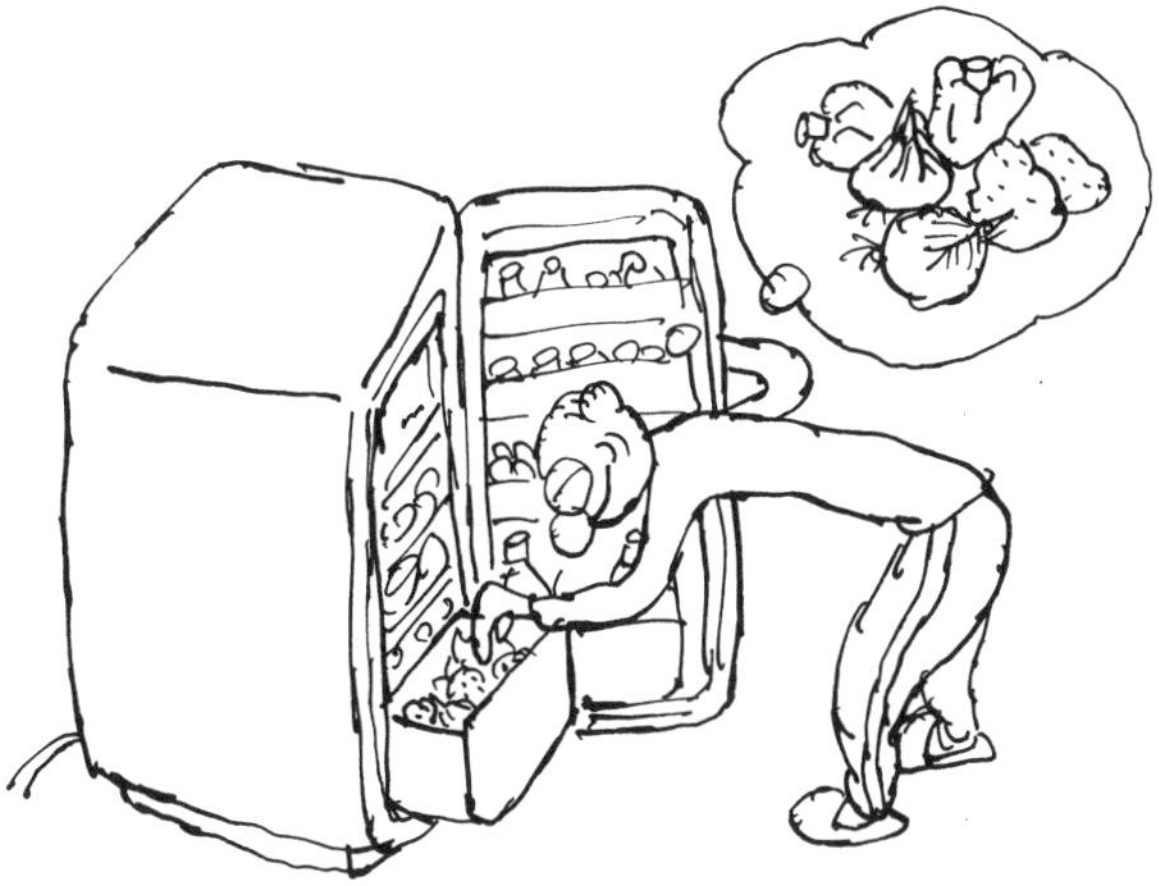

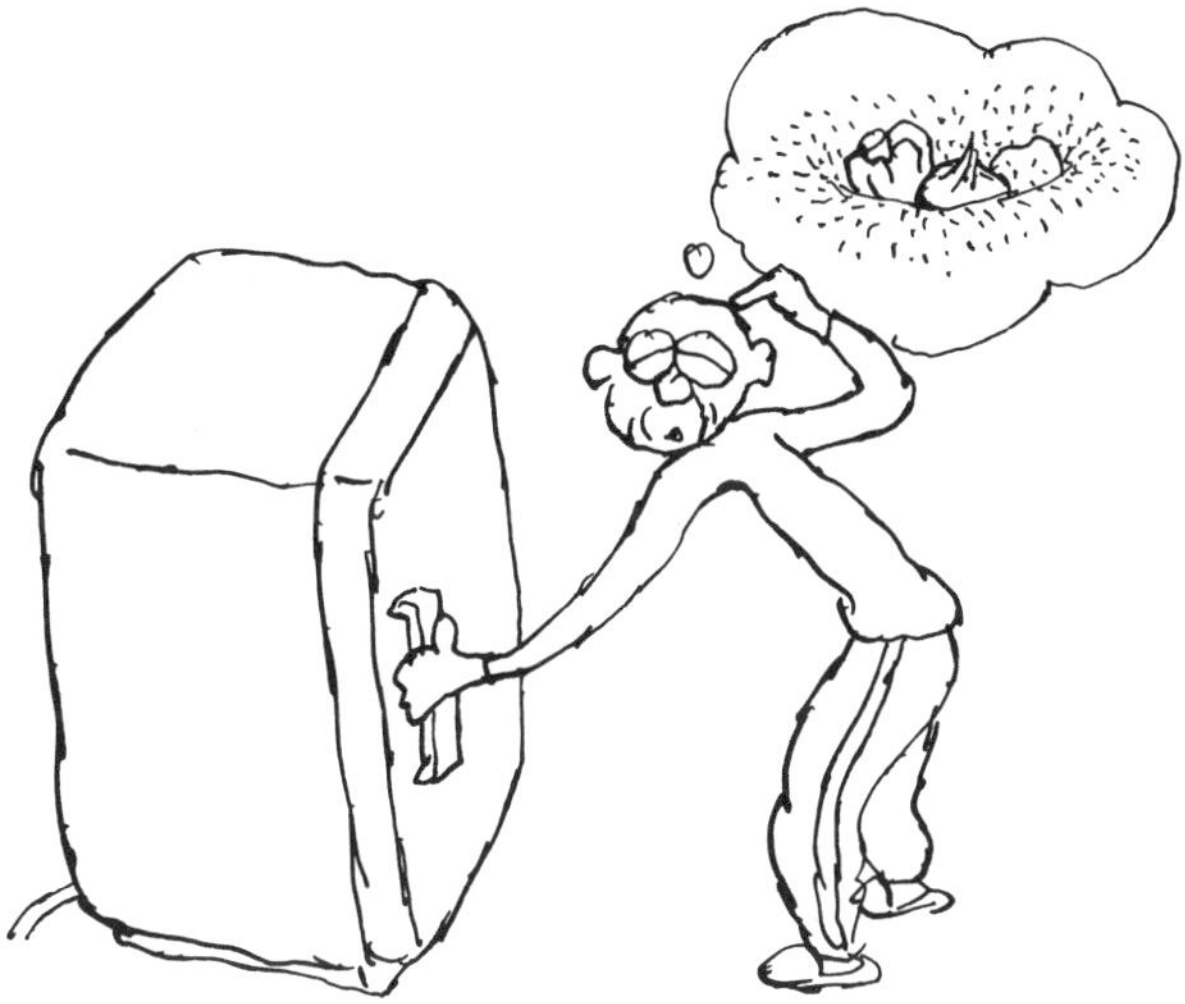

情報として視覚的に貯えられても、いざそれを加工しようとすると…。

のぞいたあとしばらくは、サーチの様子をかなり鮮明に再現することができる。その限りでは、ぼけだしている高齢者も他の人と変わるところはない。にもかかわらず、一連の「冷蔵庫探索」の情景から、個々の発見された内容物を取り出し、夕食の献立に必要な食材として心の中にリストアップされたものから、それらを消し去って、残りは何なのかをチェックしようとすると、「頭がこんぐらがって」くる。

冷蔵庫の中の点検の情景は、情報として視覚的に貯えられていても、食材ひとつひとつをカテゴリーとして概念化し、思考に結びつけることができにくくなってしまっているのだと考えられる。「見た」刺激の、より高次な認知作業のための加工に支障をきたすのである。

このことは、「格子模様再現テスト」の成績と関係が深いことに思い至るだろう。

付――ぼけ始め判定テスト

ここまで述べてきた調査結果にもとづき、ぼけはじめているかどうかを調べる手だてとして、「ぼけ始め判定テスト」の一例をあげておく。それぞれ私たちの調査で、有意な差が得られたテストから選んだものである。一人で本を見ながらおこなうというよりは、質問者が回答者に声を出して問題を読みあげる、ないしは呈示するといったたぐいのものである。やり方および判定の目安（あくまでも目安である）については、それぞれ各テストのところで述べてある。

とりあえずは気楽な気持ちで試していただきたい。

問題1　しりとりテスト

手順　この問題は一方がもう一方に呼びかける形で行います。問題を出す人は回答者に向かって以下の各単語をゆっくりと音読します。その際、「いまから音読する各単語の語尾の音を順につなぎ合わせると、ある言葉になります。その言葉を30秒以内に答えて下さい」といいます。

①シンギ　ネンカン　キンコ　トウ

②カオ　シン　ミセ　ホン

③マト　カイ　スミレ

④シュフ　トイ　カゴ

⑤タツ　シク　ミエ

⑥シオ　シャボン　レンガ　ハク

⑦タデ　フトン　クワ

⑧ユウヒ　カキ　タナダ　カシ

⑨クロ　アウ　スミカ

⑩フエ　カン　ベンピ　トンカツ

解答①銀行　②温泉　③トイレ　④ふいご　⑤机　⑥音楽　⑦電話　⑧引き出し　⑨廊下　⑩鉛筆

判定の目安　10問中７問以上答えられれば、とりあえず大丈夫、５問未満だと危うい。なお、準正解は0.5問としてカウント。

問題２　しりとりテスト　PART 2

手順　前問とやり方はまったく同じです。

①オウム　ムラ　ウワサ　ヒジキ　オヒツ　カンユ　キャク　ケンサ

②カメ　コウザ　ヒマ　クシ　ネンド　ニッケ　トケイ

③グンテ　コマツナ　ギンガ　ギンザ　アヒル

④コゾウ　コーラ　トシ　トンマ　サンタ　マグロ　フトウ

⑤ボウシ　ミソ　フクロウ　ヨシノ　クロウ　ロクロ　ウミウ

⑥トリオ　オウボ　ショーグン　ホヤ　ニュース　サシミ

⑦シロブタ　センイ　デンワ　マイクロフォン　サンバ　ナズナ　バナナ

⑧イト　トコブシ　イリコ　トウモロコシ　キョウソ　カバ

⑨キマリテ　シンブン　デンキ　ツキヨ　イナホ　イショウ

⑩オンガク　クリ　イス　コマ　サングラス　イト　コンブ

解答①ムラサキツユクサ　②目覚まし時計　③テナガザル　④浦島太郎　⑤歯槽膿漏　⑥お盆休み　⑦台湾バナナ　⑧年越し蕎麦　⑨天気予報　⑩クリスマスイブ

判定の目安　前問より音が多い分、問題がむずかしくなっています。10問中５問以上正解（準正解は0.5問とカウント）であれば、大丈夫、３問未満だと危うい。

問題３　反対語作成テスト

手順　前問とやり方は基本的に同じで、単語をゆっくりと音読して、「いまから音読する各単語の語尾の音を順につなぎ合わせると、ある言葉になります。今回はその言葉の反対の意味をもつ言葉を30秒以内に答えて下さい」といいます。

①ギンガ　センイ　ラッコ　モンク　ショウゴ

②オウム　ヨシズ　キンセンカ　トイシ　ガクイ

③デンジハ　フビン　コウタ　クサイ　ルス　タンチョウヅル

④ショカ　カイギョウイ　グンテ　シンブン　ホウリュウジ
　シンジカ　トショカン

⑤デンショク　キュウリョウビ　ツクダニ　ノギス　ウツル

⑥カオ　ウジ　スイイ　テングサ　ホウドウジン

⑦ノンキ　ハゲム　コメズ　リョッカ　マキズシ　トリイ

⑧ヨウサ　テンプラ　ドセイ　フラネ　ホウカン

⑨コネコ　グンテ　シテン　コウラ　セットク　コクゴ

⑩ムダ　オンセン　スシ　ギンガ　デンガク　シュッセ　オンセイ

解答①日本語（自国語）　②やさしい　③賛成する　④閉店時間　⑤雇う　⑥おばあさん　⑦心やすい、気さく　⑧一昨年　⑨新作落語　⑩女子学生

判定の目安　前問同様、難易度が高い部類に入ります。10問中５問以上正解（準正解は0.5問とカウント）であれば、大丈夫、３問未満だと危うい。

問題４　格子模様再現テスト

手順　問題を出す人は回答者の近くに坐り、「このパターンをじっと見て、各ますに入った●の配置をできるだけ正確に覚えて下さい」と話して、15秒間呈示します。呈示終了後、次ページの用紙を回答者に手渡し、「さきほど見たとおりに、●を配置して下さい」といいます。

（注） 私たちの実験では縦180ミリ・横300ミリの長方形を16個に区分、直径10ミリの円をランダムにはりつけます。問題を出す人は回答者の約1.5メートル前で、問題を呈示します。便宜的には、本書を５倍にコピーすると、私たちが呈示した大きさになります。

①

			●●
●	●●	●●●●	
	●●		●●●
●●●		●	●

②

●●		●●●	●●●
●●●●	●	●	
		●●●	●
●	●●		●●●

問題４の解答用紙

（注） 問題用紙にも使えます。コピーしてお使い下さい。

①

②

判定の目安　各問題で●が入っているコラムの場所および数が正しく再現されていれば、正解とします。全体の7割が再現されていればとりあえず大丈夫、それが半分も再現されないようだと注意、それ以下２割程度では危ない。

問題5　格子模様再現テスト　PART 2

手順　前問とやり方はまったく同じです。

(注) 縦225ミリ・横300ミリの長方形を20個に区分。この各問題図を5倍にコピーすると、その大きさになります。

①

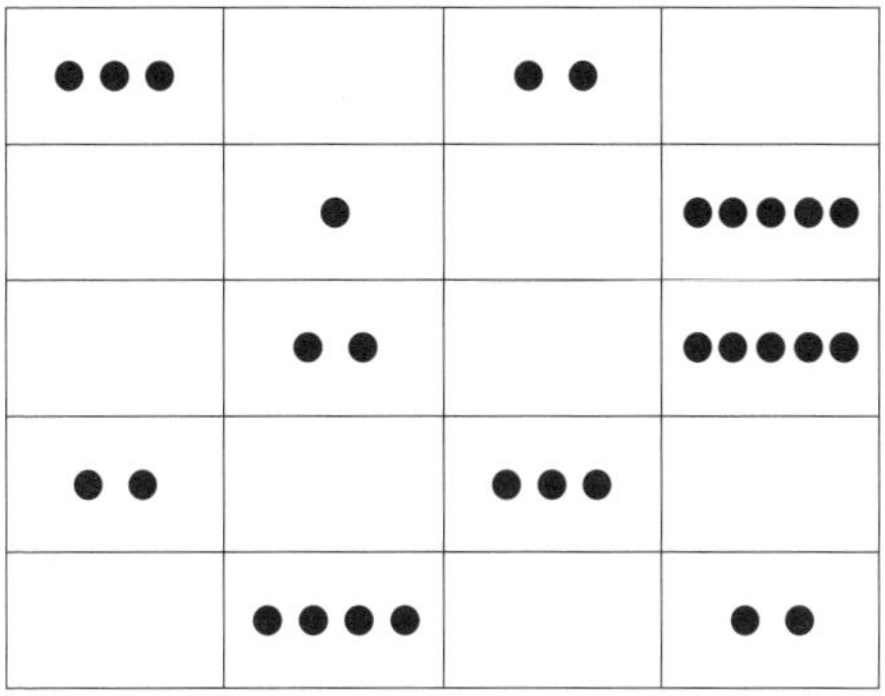

②

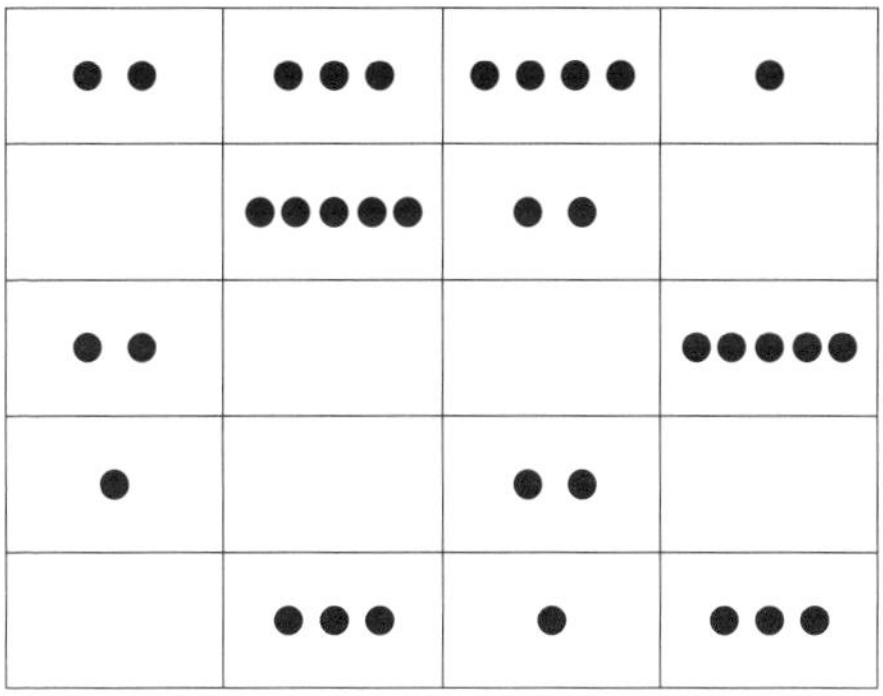

問題5の解答用紙

(注) コピーしてお使い下さい。

①

②

判定の目安　前問よりコラムの数が多い分、問題がむずかしくなっています。5割再現されていれば大丈夫、3分の1で要注意、2割程度では危ない。

問題6　足し算テスト

手順　問題図を15秒間呈示するところまでは前問と同じです。呈示終了後、「今回は、さきほど見た●の数をすべて足し算をし、その合計を答えて下さい」といいます。

①

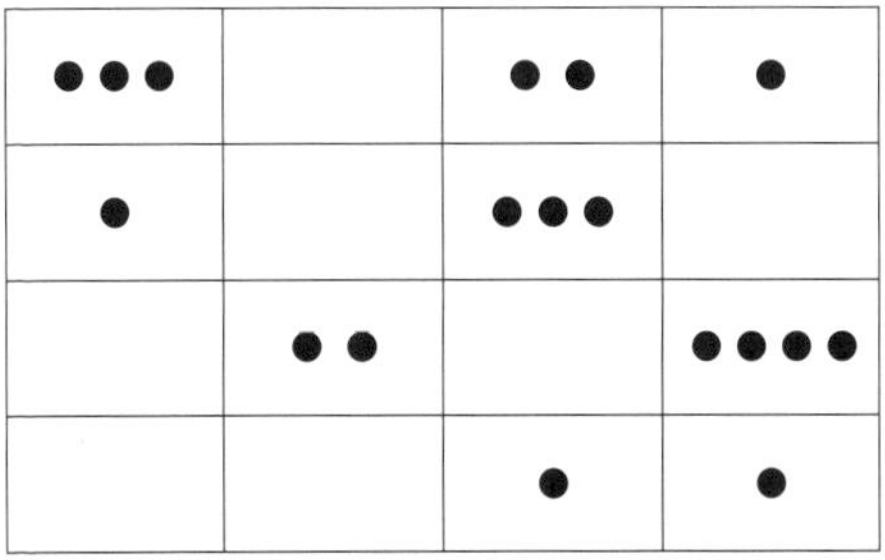

②

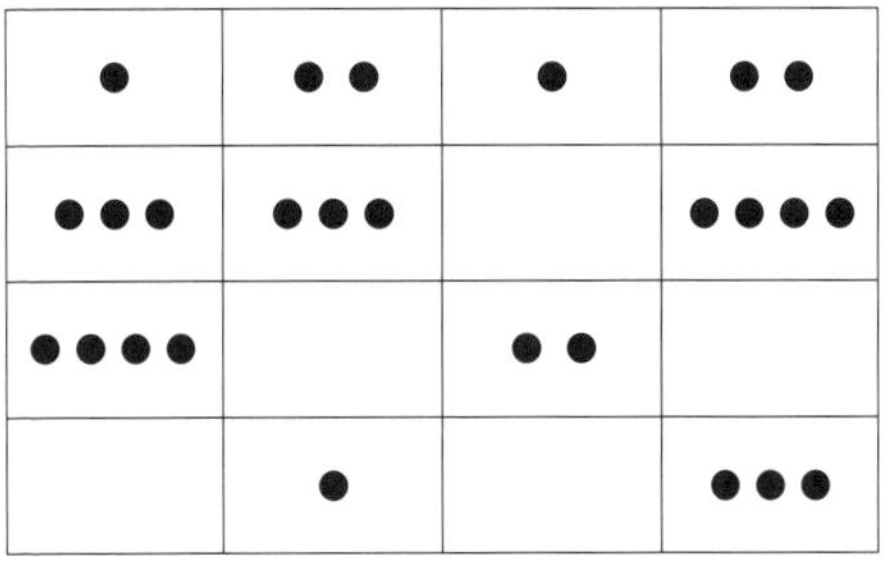

正解①18　②27

判定の目安　正解の10%未満の答えは準正解とします（正解が20であれば、18から22まで）。2問中、1問が準正解であれば、とりあえず大丈夫。

問題7　足し算テスト　PART 2

手順　前問とやり方はまったく同じです。

①

●	●●●	●	●●
		●●●●	
	●●●●●	●●●●●	●
●●			●●●
	●●●●	●●	

②

	●●	●●	
		●●●●●	
●●●●		●	●●●
●●	●●●●		●
	●		●●●●●

正解①33　②30
判定の目安　前問よりコラム数が多いが、難易度が上がっています。2問中、1問準正解が目安。

問題8　足し算テスト　PART 2（続き）

手順　前問とやり方はまったく同じです。

③

	●●●●●	●●●	
●●	●●●		●●●
		●	
●●●	●●●●		●●●
	●●●●●		●●●

④

●●●●	●●●		●
	●●	●●●●●	●
	●●●●	●●	●●
●		●●	
●●●●		●●●●●	●●●

正解③35　④40
判定の目安　前問と同様。

②なぜぼけると物覚えが悪くなるか

しかし記憶力は衰える？

老人ぼけのいちばん初期の症状は、だれにもほとんど気にとめられることのないような徴候にすぎないところから始まる。知人の電話番号を空んじてプッシュホンが使えなくたって、冷蔵庫の中をじっとみたあと買い出しに必要な食物をすぐにリストアップできなくたって、だれが気にするだろうか。いやそもそも、電話番号を空んじてプッシュホンを使ったり、そこそこ長い文章を紙に書きつらねるという機会を、高齢者が持つかどうかすら疑わしい。

まず、たいていの高齢者にとってそんな機会は少ないのではないだろうか。だから、ここまで指摘してきた能力の低下は、「ほら、こんなに低下しています」という形で顕在化することが、まれなのである。さらにたとえ、顕在化されたとしても、本人にも周囲にもさほど問題にされることが、ほとんどないのであろう。

結果として、ぼけはじめの症状は見逃されがちとなる。

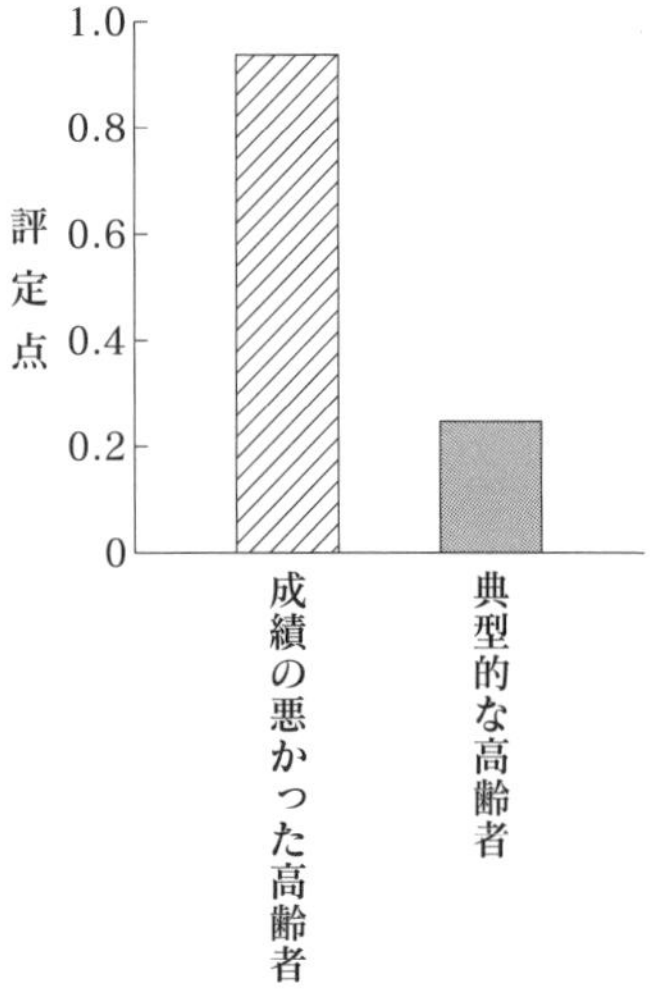

図10　単語リスト記銘テストの成績が著しく悪かった高齢者と典型的な成績の高齢者での「ぼけ」の評定点の比較

「しりとりテスト」と「格子模様再現テスト」のような検査によって初めて、ぼけの前兆を、客観的につかまえることが可能となってくる。

では、1章の後半に述べた、他のテストの成績をデイケアセンターの職員の判定と比較した結果はどうだったのだろうか。

「単語復唱テスト」、つまり耳で聞いた語彙をただちにオウム返しに反復する作業と、「写真配列テスト」、つまり直前に呈示された四枚の顔写真を見た順に並べる課題について検討してみたが、成績が良かろうと悪かろうと、デイケアセンターの職員によるぼけの程度の評定と何ら相関しないことがわかった。

「反対語テスト」、つまり複数の単語を聞いて、それを手がかりにまったく反対の意味のことばを答える作業と、「足し算テスト」の課題に関しては、成績が悪いとぼけの点数は、確かに高くなっていく。もっとも、この二つの検査は「しりとりテスト」と「格子模様再現テスト」でおこなった課題をふまえて遂行されるものであるし、それがぼけの点数と正の相関を示したところでさして驚くことではないだろう。

ただ一番最後におこなった、短期の記憶能力を測定した「単語リスト記銘テスト」での成績と、職員の高齢者への印象との結果との関係は、予想を裏切るものとなった。1章の前半で紹介したように、ぼけだしたのではという印象を与える高齢者でも、短期の記憶能力の衰えは、とりたてて検出されないという知見が得られたことを思い出していただきたい。

ところが、記憶の著しく劣る五パーセントの高齢者をピックアップして、そのぼけの程度を改めて判定してもらったところ、図10のようなグラフができ上がったのだった。大きな差が見られる。図8と図10の結果は、互いに矛盾するように思われるのである。どうして、こういうことになるのだろうか。

記憶の衰えはあとから起こる

そこで「しりとりテスト」と「格子模様再現テスト」で計測した、情報加工の能力と、七番目の検査ではかった短期記憶力の二つを同時に尺度として用いるなかで、個々の高齢者のぼけの程度の評定点をプロットしてみたら、図11のような結果が得られたのだった。

グラフから読みとれることは、三つのポイントにまとめられるだろう。第一に、やはり情

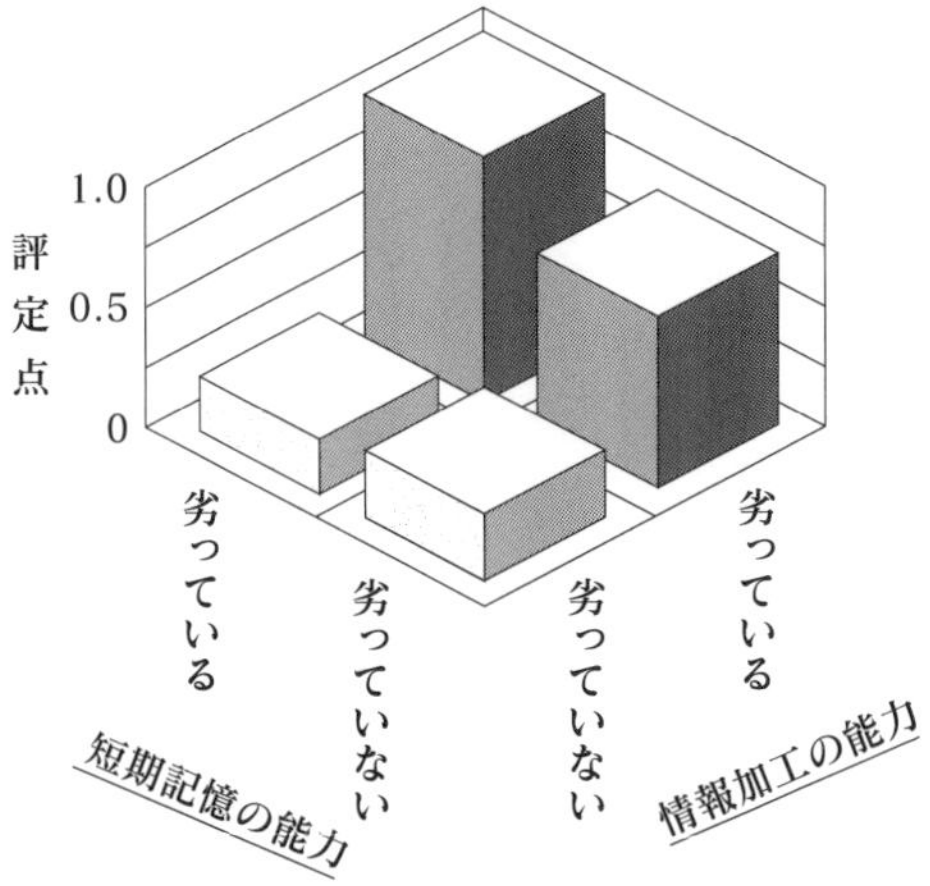

図11　情報加工の能力と短期記憶の能力の２つの要因と高齢者の「ぼけ」の評定点との関連

報加工の能力が衰えているならば、ぼけと判定される確率は上がる、ということが裏づけられている。

第二に、図10からも示唆されるように、とりわけ短期記憶の力が劣っていると、値は大きくなってきている。つまり二要因が重なると、効果は増大するのである。

しかしである。情報加工の能力が劣っていない限りでは、記憶能力が劣っているかいないかはたいして問題ではないらしいのだ。これが、図11から読みとれる第三のポイントである。記憶が落ちているものの、「しりとりテスト」と「格子模様再現テスト」の成績が、悪くないなら、ぼけの評定点は記憶が良い場合とまったく遜色《そんしょく》をしめしていないという事実が、このことを如実に物語っている。

記憶力が劣っているからといって、「ぼけはじめている」という結論が導きだされるわけではない。だが、情報加工の力が落ちると確実に、ぼけの印象がひどくなる。それに記憶力の衰えが加わると、「ぼけている」という感がさらに増すというのが、現状をいちばん忠実に反映した表現かもしれない。

こう考えてくると、高齢者でぼけの症状がだんだんひどくなってくるという報告があるとするならば、その時にまず、情報加工の能力の低下が下敷きとなった上で、そこへ記憶の衰えが加わったという推測が成立する。他方、後者が時間的に先行して起こっていて、あとから前者の事態が出現したならば、ぼけの症状は唐突かつかなり劇的に生まれるに違いない。

では現実はどうかというと、だれもが多かれ少なかれ見聞しているところを総合すると、やはりぼけが深刻化していく場合、それは徐々に程度を大きくしていくケースが、圧倒的に大多数と考えて差し支えないようなのだ。これは、何を意味しているのだろうか。

現象をいちばん合理的に説明する推論は、「情報加工の能力が落ちることは、記憶の能力が衰える確率を高める」というものだろう。この逆の推論である「記憶の能力が落ちることは、情報加工の能力の衰える確率を上昇させる」ことは支持されないと考えられる。

つまり、情報加工の能力の衰えのみが、ドミノ式に他の心的機能の衰えを導き、いったん低下するや、記憶が悪くなりやすい状態を導きやすくなると、想像されるのである。このときに、ぼけは最初の段階から、次の段階へと一段、進んだのだ。

この推論にもとづくと、ただの健常な「物忘れ」とぼけが混同されやすいのが、納得できる。情報加工の能力の低下は、記憶力の劣化に比べて、周囲にそれと気づかれにくい。「ちょっと変だ」と感じても、気のせいとすらされがちになる。

そのうち、第二段階にまで進んで、やっと「おかしい」ということになる。でも、「おかしい」という判断の根拠となるのは、健常な「物忘れ」の症状と重複しているのである。そこで1章のはじめに書いたように、老人ぼけではないかという疑いで病院を訪れる――という、現状を生むことになってくる。診る側は、「ぼけている」か「ぼけていない」かの二分法で判定する。ぼけていないならそれでよし、でもぼけているならば症状はすでに進んでしまっていることがほとんど、という状況にいたる理由が、ここにある。

ぼけると、物忘れするようになるものの、物忘れからぼけははじまるわけではない。物忘れはむしろ、ぼけによってもたらされた一種の産物ととれなくもない、とすら思えるのである。

では、なぜそういう風にぼけは進むのだろうか?

心の中で情報が処理される過程

単なる「物忘れ」と、「ぼけによる記憶力の低下」の区別を、合理的に解決するためにはそもそも、上述してきた情報の加工能力と、記憶する力が心の中でどういう関係を持って働

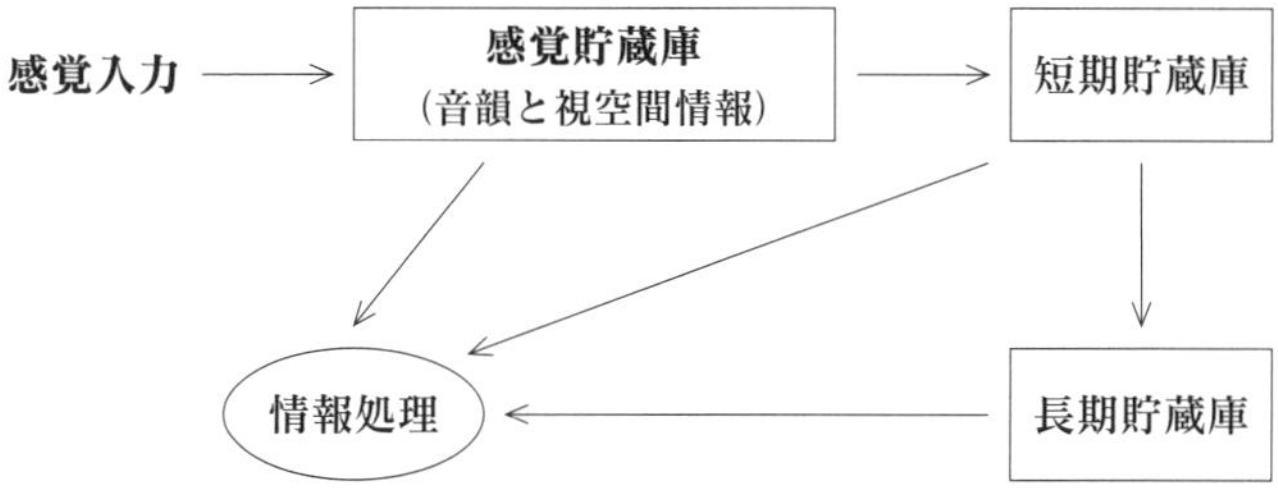

図12　われわれの心の中での情報の流れの模式図

いているかを考えることが必要だろう。

そこで、われわれが外界から受け取った情報が心の中で、どのように処理されているのかを模式的に表してみたのが、図12である。

個々人に入力された刺激の扱われ方には、おおよそ、三つの段階があると想定される。まず数秒とか、十数秒とかいう単位で、知覚した情報を貯える状態が第一で、1章に紹介した一連のテストの、第一番目にあげた複数の単語の反唱作業で分析されたのが、この貯蔵能力にほかならない。

具体的な生活場面に即すると、友達の家へ電話をかけるために、手帳を調べて番号をチェックした。何番かわかったので、ノートを閉じ空んじて、ダイヤルを回す（あるいはボタンを押す）際に活用する能力が、これに当たる。ただし、ふつうなら電話をかけ終わると、もう番号がいくつだったかは失念してしまうこと、うけあいである。

ところが、スーパーマーケットで買い物をしたときの、特売だったお肉の値段となると、ちょっと事情が違ってくる。夕食のしたくのために行ってみたら、ステーキ肉がとても安くて、一パック四枚入って一三八五円だった。「これはいい！」と、買ってしまったとしよう。三〜四時間たって、いざ一家で食卓を囲む段になり、買い物をした妻（あるいは夫、ないし子ども、祖父母）は、「今日は、肉がとってもお得だった。四枚で一三八五円で売っていたよ！」と説明するのではないかと、想像されるのだ。

電話だと、自分が住んでいる市内の知人にかけるとすれば、下四ケタの数字だけが我が家の番号と違うということが、応々に起こるはずである。それでも、相手が何番だったかはなかなか覚えにくいかもしれないが、お肉の値段なら数時間前に見た四ケタを、未だ忘れずにいることが可能となってくる。

どうしてある情報は、簡単に忘却の彼方へ行ってしまい、あるものは忘れないかは、情報に接した際の「印象度」のようなものの差によると思える。そのことは置いておくとして、先のスーパーでの買い物の例では、獲得された情報は第一段階の一次的貯蔵を経て、図12の第二段階、短期貯蔵へ移行したことが明白なのである。

けれども一次的に手帳を開いてチェックした電話番号は、第二段階へ行かずに消滅してしまうことが多い。もっとも、電話をかけた相手の知人が留守だったとしよう。三十分後に再度、かけることにする。番号を忘れてしまっているので、半時間たったらまた、手帳を調べて、電話する。また留守だったとする。再度三十分してかける……また留守だった……こう続くと、「もう番号を覚えてしまったよ」という状態に到達する。反復すると、消え去りやすい情報でも次まで保持されることを示す実例といえるだろう。

「単語リスト記銘テスト」で計測した記憶とは、まさにこうして形成されるものである。数十秒単位で貯えられていた入力が、より持続的な形で心の中にとどまったのだ。

もっとも、そののちどのぐらい、とどまり得るかには程度差があるに違いない。夕食までは覚えていたスーパーのステーキ肉の値段だって、あくる朝になれば忘れていることだろう。留守であったがために、何度も電話する羽目になり、ついつい暗記してしまった知人の番号もしかり。

ところが時として、一生忘却することのない情報も、存在する。つまり記憶といっても相対的に短期で消滅するのと、相対的に長期のものに分類が可能なように思えてくる。端的に何か特別に、鮮烈なイメージを伴って体験した際の情報は、文字通り、「頭にこびりついて離れない」かもしれない。

脳裏に焼き付いたならば、情報は図12の第三段階、長期貯蔵へ移行することとなる。むろん、第二段階と第三段階の記憶の持続度の差は、数時間単位、数日単位、数ヶ月単位、数年単位……と漸次変わりうるもので、双方に決定的な質的な違いはないのが実態かもしれない。

両者の区分は概念上でしかおこなえないのかもしれないが、情報の保持の程度に大変な幅があることを強調するため、とりあえず段階を別々にしておいたと理解していただきたい。要は、われわれに入ってくる刺激のあるものは、心の中で直ちに消え去り、かつあるものは記憶に残り、別のあるものは永久的にとどまるという事実なのだ。

情報処理はどうなされるか

しかも真に重要なのは、単に入力してきたものが心の中をどう流れるかということなのではない。それが、どう処理されるかという点にある。

外界からの刺激に接するたびに、われわれの身体はそれに対処する応答をおこなう。知覚したり、認知・判断を下したり、あるいは思考をめぐらす。そのときの対処のパターンは、同一の刺激にさらされたとしても、個人によってさまざまである。また同一の個人においてすら、時によって異なるだろう。どうしてか？

対応が、直面した刺激の特質によってのみ決定されるからではないからによっている。まったく同じ体験をしたとしても、われわれの行動はその直前に、どういう状況下にあったかによって、非常に違ったものになることは、だれしも日常生活のなかで一度ならず、感じるところだろう。つまるところそれは、時間的にさかのぼった以前の情報が、なお心の中に効力を及ぼしていることを意味している。

つまり、何らかの刺激が入力したとしても、どう対処するかは当面の情報ばかりではなく、時間的に先行して入力され心の中に記憶としてとどまっている情報に何がしか感化されるのである。よって、図12のなかで一瞬一瞬になされるわれわれの判断・思考を含めた高次認知機能への環境要因の作用を矢印で表すとするならば、第一段階で貯えられた入力からの働きだけにとどまらず、相対的に短期的に形成された記憶からの、影響をも考慮しなくてはならないことになる。

いや、短期的な記憶ばかりではない。より長期的に記憶された内容も同じように、効力を発揮することだろう。そもそも次つぎとやってくる刺激を処理するとは、それをまず知覚し、ついで意味づけすることにほかならないが、意味を与えるためには、過去の個々人の獲得した知識との参照が不可欠となる。ではどのようにして参照がなされるのかというと、記憶として貯えられている情報を引き出す以外に、方法はありえないはずなのだ。

1章で紹介した六つのテストのうち「反対語作成テスト」と「足し算テスト」が、うってつけの例といえるだろう。

「反対語作成テスト」では、まず耳にした複数の語彙のすべての最後の音節を、つなぎ合わせることにより、別の一つの語を作り上げた。だが、これでは課題は終了しない。次につくった語の反対語を想起することが求められる。ここで、どうして解答を導くかというと、いわば脳の中に作り上げてある「辞書」のようなものにあたって、「反対語をつくり出す」という答えをひっぱってくるしか解決の道はないはずなのだ。つまり、耳にした単語群の語尾をくっつけて一語を作成したあと、長期に記憶された情報内容に援助を乞《こ》うようなことがなされている。

「足し算テスト」についても、同様である。どの格子にいくつの丸があるかを知る過程までは、耳にした語から一つずつ音節を拾い出して、別の語をつくるのと同じく、直面している状況にある刺激によって、遂行できるだろう。けれど最後は、丸をすべて足し合わさなくてはならないが、足し算という知的作業は、あくまで記憶のなかから知識を引き出して初めて実行可能となる。

ぼけがはじまる情報処理過程

そして「反対語作成テスト」と「足し算テスト」の結果から明らかになったのは、反対語の想起や計算そのものについては、ぼけだしたように映る高齢者といえども、成績は変わらないという事実であった。

ということは、図12の中の第三段階目の情報処理過程すなわち長期的な記憶から発する矢印の力は、「ぼけだす」という現象と、直接に関わりがない可能性を示唆している。

また、「単語リスト記銘テスト」の結果でみたように、短期的な記憶の形成自体にも、能力の衰えは生じていない。

くり返しになるが、記憶形成上の短期的・長期的というのは、はなはだ便宜的な区分の色彩が濃い。それゆえ、「反対語作成テスト」・「足し算テスト」(「反対語の想起」と「計算そのもの」)および「単語リスト記銘テスト」の結果がいずれも、ぼけとの関わりにおいて「シロ」であったのは、一貫性を伴っており、論理的に納得できる知見と考えられる。

それゆえ、ぼけがはじまった初期のころの障害は、持続性を持って心の中に形成された記憶に関係のない過程において生じていることになる。すなわち、時々刻々と入力されてくる刺激の情報処理、にまつわって起こると考えざるを得なくなるのだ。

だが「単語復唱テスト」と「写真配列テスト」の成績を見る限りは「ぼけ」と「ぼけはじめていない」の差は、結果に反映されてこない。一方、「しりとりテスト」と「格子模様再現テスト」はその結果に相違がある。それゆえこの両者の違いが、どうして生ずるのかを究明することが、障害を特定する鍵となってくる。

一次的に貯えられた感覚情報へのアクセス

両者を分かつのは、聞いたことや見たものを、ただ機械的に反芻するか、それとも主体が自分なりの加工を施すかどうか、という点にひとえにかかっている。これを図12に照らして、説明すると以下のようになるだろう。

機械的な反芻とは、いわゆる「オウム返し」という類いの行動である。情報が入ってきてまず一番目に受ける処理は、刺激をありのままに保持することにある。むろん保持する時間は、さほど永く続くものではない。たかだか数十秒たてばどんなにあがいても消失してしまうことは、われわれの体験に照らしても容易に理解できることだろう。

だからこそ、もし入ってきた刺激が消失すれば困るものと判断されたなら、保持している間に何らかの行動を起こす。メモをとるのが、代表的な行為といえるだろう。あるいはメモが手元にないなら、どうにかして情報を心に残そうと、やっきになることはまちがいない。

むろん時には、上の空で他人の話を耳にしていて、うっかり大事な情報を聞き流すということもある。あるいは新聞記事を読んでいて、自分の知人のことが書いてあるのに、なにげなく読みすごすというようなエピソードが起こる。

聞きすごしや読みすごしが生じているという事実そのものが、刺激の反芻と加工が現実に、心の中で独立してなされていることを雄弁に物語っている。

先に、「刺激が消失すれば困るものと判断されたなら」と書いたけれど、「判断」とは「意味づけを施すこと」であり、意味づけをすることは「主体的な加工」と基本的に同義なのである。

時々刻々と入ってくる情報を加工しているなどという意識は、われわれには感じられないかもしれない。けれど意識が生じないのは、加工処理が余りに日常的になされているからにすぎない。実際のところ、聞きすごすことや読みすごすことのほうが、まれにしか起きないのだ。

しかも、直面した状況での外界からの情報処理が、三段階でなされるという認識をもって改めて、1章の単語復唱・しりとり・写真配列・格子模様再現の四つのテストの結果をながめてくると、面白いことがわかってくる。

一般に高齢者は、外界の刺激への反応が鈍いとか、飲みこみが悪いとか指摘されることが多い。だが、機械的に情報を反芻する能力に関しては、ぼけの程度の印象が強かろうと弱かろうと、成績は変わらない。むしろ決定的に異なるのは、受けとった情報をどう加工するかという過程にあることが、明らかである。

聞いたことや見たことは頭に入ってくる。それを、頭の中で短時間にこねくりまわし、自分にとってどういう意味のあるものかを見極めるあたりに、困難がつきまとうらしいありさまがうかがえる。

もちろん、私たちの高次認知機能というのは外界からの働きかけによってのみ、受動的になされるわけではない。というか、心の働きは時間的な継続性を持っている。それ以前に形成された認知スタイルによって、次に入ってきた情報は「主体的にとり込まれ、加工される」。一次的に貯えられた入力に、「アクセスが企てられる」と理解してかまわないだろう。

少し変なたとえになるかもしれないが、外界から私たちに入ってくる情報は、まず最初に、素材の形で回転寿司の店にある、ベルトコンベアのようなものに乗せられると表現できるのかもしれない。ひとつひとつの素材はコンベアを最大で一周するのみである。一周のあいだ放っておくと、廃棄される。

あるいは情報処理とは、料理のようなものだと言える。料理人はコンベアの上の素材を認め、取り出し、調理の準備として水洗いしたり、皮をむいたりすることから次の展開が開けてくる。ぼけの気配が濃い高齢者の心の中でも、ベルトコンベアはしっかりと動いているらしい。ただ、素材をコンベアから取り出して、手を施す段になると、どうもうまくいかないようなのだ。

「再生」はできなくても「再認」はできる

さらに図11から明らかなように、いったん第一段階の情報の貯蔵からのアクセスがうまくいかなくなると、今度は記憶能力もあやしくなってくるらしい。

ただ今までのテストだけでは、本当に記憶の保持ができなくなったのかどうかを、決定することはできないだろう。一次的に情報処理の際には貯えはできたのだが、それをいざ加工するとなると、できにくくなることが判明している。だから記憶についても、しっかりと頭に入っているのに、それが認知判断を実行する段になっても、活用できないという可能性も考えられると思った。

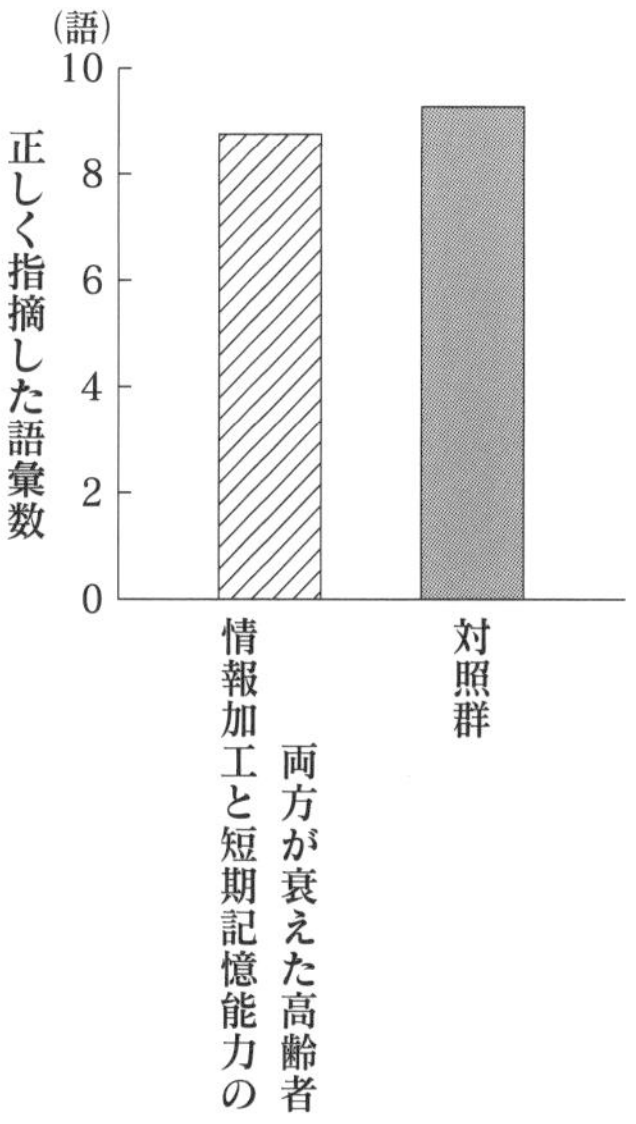

図13　情報加工と短期記憶能力の両方が衰えた高齢者と、そうでない高齢者（対照群）での、覚えた語彙を絵と対応させるテストの成績の比較

そこで先ほどのテストで用いた「梅・椿・先生・さかな屋……」の一〇語を使って、もうひとひねりしたテストをおこなうことにしたのだった。さっきはテストをくり返すことで、一〇語をとりあえず覚えてもら

い、三〇分後にどれほど覚えているものか、自発的に口に出してもらった。だが今度は、少し変えた。三〇分たってから、たとえば「梅・桜・さかな屋……」などの絵を見せて、「このなかにさっき覚えた単語に対応する絵がありますか。もしあったならば、すべて指摘して下さい」と尋ねたのだ。

同様の試行をつごう一〇回被調査者におこない、成績を図10に示された、情報加工と短期記憶能力の両方が衰えた高齢者と、それ以外の高齢者で比べてみたのが図13のグラフである。すると、差が全然でてこないのである。

一般に記憶という現象には、三つの過程が存在すると言われてきた。まず当の情報（入力）をしっかり覚えなくてはならない。これが「記銘」と呼ばれる過程である。次に、しっかり情報を保っておかなくてはならない。つまり、「保持」する過程である。しかしただ単に、保持しているだけでは、覚えていることにはならない。肝心なときに、覚えていることを思い出して、情報が活用できなくてはならない。活用すなわち「引き出す」ことは、「想起」と呼ばれている。以上の三つの過程である。

ぼけはじめている高齢者が直面している記憶をめぐる問題は次のように言える。すなわち、記憶の「記銘」や「保持」に問題があるのではなく、記憶の「想起」すなわち記憶している内容を引き出す過程にあることはうかがえるのだ。

覚えたことばをその通り自発的に答えてもらうことは、心理学では「再生」といわれている。これに対し、目の前に出された絵が覚えたことばと対応するかどうかをひとつひとつ判定することは、「再認」と呼ばれる。

「再認」の度合いをテストすることは、時々刻々入力されてくる情報と、記憶していることばが意味するものの異同のいかんが判断される。むろん異同のいかんが正しくわかるためには、心の中に判断基準となる情報が適切に入っていなくてはならない。ところが、ぼけだしたという印象のある高齢者であっても、こうした再認作業ならとくに問題なく、遂行可能なのである。でも、自発的な再生は苦手となっている。

「再生」と「再認」では一体、どこに差があるかというと、記憶を引き出す手がかりの有無という点につきると考えられている。再認場面だと、ともかく覚えた内容に当人は、直面したり、あるいは覚えたはずのない情報に直面することを迫られることとなる。呈示を受けて、そこに記憶していた手がかりを認めたならば、その瞬間に「覚えていた」という意識が広がることだろう。もしそうならなければ、「記憶にない」ものとかたづけられてしまうことだろう。

「再認」と命名されているゆえんは、このためであるが、自発的には復元できない単語リストを再認できるということは、要するに情報を心の中に保持することについては、十分にできているということを意味しているのである。ただ、手がかりが外から与えられないと駄目なのだ。これは外部からの刺激を、最大数十秒間だけ貯えておく能力についても、まったく支障がなかったこととも、よく符合している。

入力された情報や内容を記銘し保持することについては、総じて問題はおこらないらしい。にもかかわらず高次認知処理のために、メモリーにアクセスする過程がうまくいかなくなってくるため、記憶はよみがえってこなくなる。かくしてぼけると物覚えが悪い、という状況が作られてゆくのだと考えられる。

老人ぼけ特有の物忘れ感覚

もっとも、「物忘れ」と一口に言っても、記憶がよみがえってこないことに伴う感覚は老人ぼけの高齢者と、健常な人の「健忘」とでは、やはりかなり異なることは、留意しておく必要がある。

健忘の場合には、「あれ」と思い出そうとしても、のどまで出かかって出てこないという、もどかしさがつきまとうことが多い。つまり自分は「覚えているはず」という意識を抱いているのに、情報がよみがえらないという、いらだちにも似た思いを味わう。

けれど、「老人ぼけによる記憶力の低下」では、まれにしかそういう体験は起きない。む

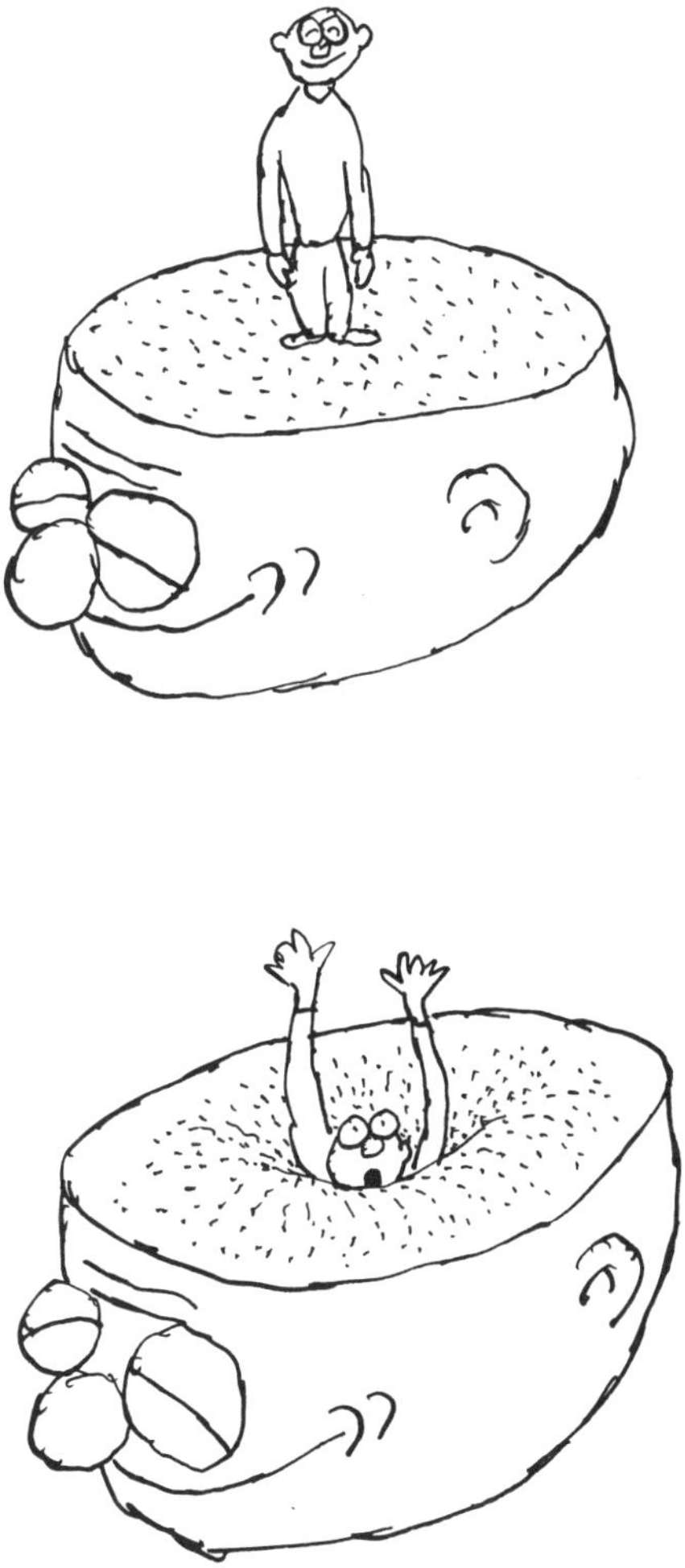

脳の中にブラックホールのようなものができて…。

しろ記憶をたぐりよせようとしても、頭に固いボールがつまったような気がする。そのボールが、うんともすんとも動こうとしない。無理に考えをめぐらそうとすると、固まりのあたりが痛くなったりすることもあるという。

あるいは、脳の中にブラックホールのような場所ができて、最近の経験はおよそそこへ吸収され、しかも吸収されるやよみがえることがないというような表現も、当事者の方から耳にすることが多かった（イラスト参照）。

当人にはふつう、「何とも頭の中がおかしい」という感じが当初、つきまとうものらしい。

老人ぼけに関する本を開くと、健全な物忘れ、すなわち健忘との相違点として、「高齢者痴呆は病識を伴わない」と記載されているのを目にする。「病識」とは聞き慣れないことばだが、「自分がおかしいという認識」だと受けとってかまわないだろう。健忘であるなら、「自分が忘れっぽい」という自覚を持つのだが、老人ぼけだと「忘れていることを当人がわかっていない」というのである。

しかしながら、病識の欠落もやはり、ぼけがかなり進んでのちのことであるように、思えてならない。

記憶力が低下しだした初期には、「こんなことは以前はなかったのに……」という感覚は、本人に多かれ少なかれついてまわるのだろう。周囲にこの「病識」の存在が伝わらないのは、ひとえに当事者が自分の思いをすなおに言いださないからではないか。あるいは切り出しにくい雰囲気が今日の社会全般にただよっているからかもしれない。

日本では多くのガン患者が、自分の病気について実態に即した告知を受けずに死んでいくが、だからといって皆がガンにかかっていることを認識していなかったとは、とうてい思いがたい。あえて「私はガンなのか」と切り出さないという事情と相通ずる気持ちに、老人ぼけ初期の高齢者も陥るのではと推測される。

「考えること」の放棄へ

最初は、記憶をたどれないことが苦になるだろう。ただ老人ぼけがガンの場合と決定的に異なるのは、放置しておくと病識が次第に薄まるという点にある。

苦になるかもしれないものの、からだが痛むわけではない。さっきの出来事が思い出せなくなったとしても、気にさえ病まなければ毎日の生活に、さほど支障はきたさない。日常の大半は、決まりきった作業のくり返しである。いちいち、新たな判断を下したり思考をめぐらさなくとも、生活は営める。知人に電話したかどうか忘れたなら、もう一度電話すればよい。買い物で必要な食材を購入しなくとも、なんとかなる。

そして記憶が鈍ったことにも「慣れ」、ぼけはじめの病識を感じなくなったとき、巷に流布している「真実の老人ぼけ」段階に突入していくのだろう。

というのも、病識は記憶をたぐろうとする努力の量に見合って感じられるものであり、「おかしいと思わなくなった」のは記憶力がよみがえったからではなく、覚えているはずのことを想起しようとする努力をあきらめたことによるからである。単純化して書けば、「考えることを放棄してしまった」ことで、「楽になろう」としたからなのだ。

老人ぼけによって記憶に支障が生ずるまでにいたった時でも、さしあたりそれは、いま起こったこと（新しい記憶）を覚えておく能力が主に損なわれるのだ。過去に蓄積された古い記憶が障害を受けるのは、もっとさらに症状が進んでからのことになる。

記憶のなかでまず劣化するのは、過去に出会わなかった新しい内容を保存する能力なのである。一方で、容易に察しのつくことであるが、そもそも人は年を重ねると多少なりとも保守的になってくる。だからものを覚えることのうち、新奇な状況への対処を求められる入力に対応する力が衰えたところで、当人はさして困ることはないのかもしれない。むしろ、「これ幸い」とばかりに過去に習得した技能と知識の蓄積への依存を高める。そしてそうすることで新しい情報を覚えることがますますできにくくなるのだろう。

一般に身体《からだ》の筋肉は、使わないと次第に衰えていく。このことを「廃用性筋萎縮」とよぶ。とりわけ高齢者が病気になって寝ついてしまい、一ヶ月位寝たきり生活を送ると、その後、病《やまい》から快復しても歩けなくなってしまったりする。これが、いわゆる「寝たきり老人」を産む最大の原因となっている。

廃用性筋萎縮が寝たきり老人を産み出すのとまったく同じことが記憶でも起こるといえるのではないか。廃用性記憶力減退が起こり、ぼけ老人が出来上がっていくのである。

つい三〇分前の経験が、なかなか思い出せないという状況は、思いだそうと努めることを放棄する生活姿勢への移行を、もたらしやすい。覚えたことを「再認」できるのに「再生」しにくいことが、次つぎと入ってくる情報へ積極的に対処していく姿勢を萎《な》えさせていく。ぼけの進行した老人が、自分が若かった頃や幼い頃のことばかり話し始め、その一方でつい三〇分前に食ったばかりの食事をふたたびとろうとするのも、こうした事情である。

老人ぼけは記憶の障害に発端があるのではなく、その時その時に入ってきた情報の加工に問題が起こることに始まること、すなわち入力へのイメージの形成がとぼしくなるらしいこと、だがそれは次に、形成された記憶の「再生」を妨げる効果をもつ、というふうに集約されるだろう。

それゆえ、ある程度進行した老人ぼけが、最終的には当識の喪失にいたる「物忘れ」の症状を伴うことが多いのは、やはり事実に違いない。けれども、そこへ「行きつく」までには通常、かなりの時間を要するのだ。

3 認知障害としての老人ぼけ

なぜコンビニは、ぼけの温床か

ここまできて、ようやく本書の冒頭に書いた「コンビニの普及がどうしてぼけを育む温床になるか」という疑問に対し回答することが可能となってくる。

電話番号を空んじてプッシュホンが順に押せにくくなったり、冷蔵庫の内容物のチェックがしにくくなる状態がこうじてくると、「自分がいましたこと」がなんなのかが、心の中でよみがえりにくくなってくる。たとえば、七ケタの番号を順にプッシュしていく最中に、何番までプッシュしたのかが混乱したり、冷蔵庫の野菜室は点検したのか、また見ていないのかが、あやふやになったりする。

もう一つ具体例をあげると、近年では銀行や郵便局の口座振込みや振替えが、大幅に機械化されてきている。機械化といっても、操作はなかなか複雑をきわめる。

ATMでは、まず振り込みの旨をボタンで通知し、ついでキャッシュカードを挿入し、暗証番号を押す。それから振り込み額を指定、振込先を磁気化された手持ちの「振り込みカード」を挿入して連絡し、あるいはそうでなければ手作業で入力し……と延々と続く。このATMの操作は、ぼけだすととてもできなくなってしまう。

どこでつまずくかというと、目的を達成するためにはいくつものステップに分かれた課題遂行をクリアーしていかなくてはならないのに、どこまで自分が進んだかが判然としなくなるのである。「なにかをするため」の行為というのは、必ず時系列に沿った一連の手つづきを踏んでなされることになる。だから、「次に自分がなにをするか」を理解することは、それまでになにをしたかと不可分に結びついている。

再び67頁の図12をごらんいただきたい。一時的に貯えられた入力情報から、加工のために必要な一部を切り出すには、まず「必要な」部分に注意が焦点化されねばならない。いったん焦点化され、処理されると、それは短期的な記憶へと変ずる。そして今度は、次の情報の切り出しのための注意の焦点化に、影響を及ぼす。

すでに「知り得た」ものとして、次になにを取り込めばいいのかを示唆する役割を果たす。それゆえ、情報の第一段の加工に支障がきたし始めると、おのずと次になにを処理すべきかを、あいまいにしか指し示さないようになっていく。さきに直面した刺激に、自分がどう対処したかが、自分自身鮮明に認識できないようになってしまうのだ。

それゆえ、ぼけだして困難を極めるのはＡＴＭや自動振替機などの操作にとどまらないのである。およそ、こみ入った手順をふまねばならない作業全般を、「むずかしく」感ずるようになってくる。そしてその最たるものが、料理といえよう。

自分で、「こう」と決めた食事を作り出すには、まずメニューに必要な食材をそろえなくてはならない。冷蔵庫の中をチェックし、補充しなくてはいけない材料を買いそろえるのが、ぼけるとむずかしくなることは、すでに書いたとおりであるが、大変なのはそれにとどまらない。

材料が整ったならば、皮をむいたり切ったりし、あるいは下ごしらえを施し、味つけまでの処理が求められるが、一連の作業には段取りの順番というものがある。

要領よくこしらえていかないと、時間の大幅な浪費になるばかりか、おいしいものができ上がらない。そうしたことを考えるのが、ぼけだすとわれわれには想像もつかないほど、おっくうになってくる。

この「おっくうさ」、関西弁では「しんどさ」をこらえ切れるかどうかが、ぼけが一段と進むか否かの分岐点となるのだ。ここで踏みとどまり、引き返すにはどうすればよいか。なにが肝心なのか。ここでは、その逆のぼけの進行についてみていこう。そのことの理解が、ぼけの進行を食い止めることにもつながるはずである。

もうここまで読み進まれた方にはおわかりと思うが、「おっくうさ」から考えなくてもいい状態にとどまると、頭を使わなくなってくる。体験したことを記憶し、貯えた情報を再び取り出して、活用する機会をもたなくなる。機会がないから、記憶力そのものが衰え、真のぼけへと突入していく。こうして「廃用性記憶力減退」がはじまる。

もっとも以前は、料理することの手間をいとうようになっても、われわれは自分で三度の食事を作らざるを得なかった。それが世の中が便利になるにつれ、苦労しなくても口に入るものが手に入るようになり、最後の一撃を食らわしたのが、コンビニの普及、というわけである。

面倒なら、店が一年中二四時間あいている。そこへ入って、買ってくればいい。かくして高齢者を必要以上に老人ぼけにする道具立てが、整えられることとなる……。

私たちは身体を媒介として、外界からさまざまな刺激を摂取し、摂取した結果として、外界の多様なありさまを内面に、ひとまずイメージとして再構築している。いったん構築されたイメージは、単なる外界のありさまの忠実なコピーにとどまるわけではない。イメージはただ、受け身的に作られるのではなく、より複雑な認知・思考を営むための源泉として活用される。刺激および情報を取り入れた際に、主体が志向する目的に応じ、イメージは加工されるのがふつうである。

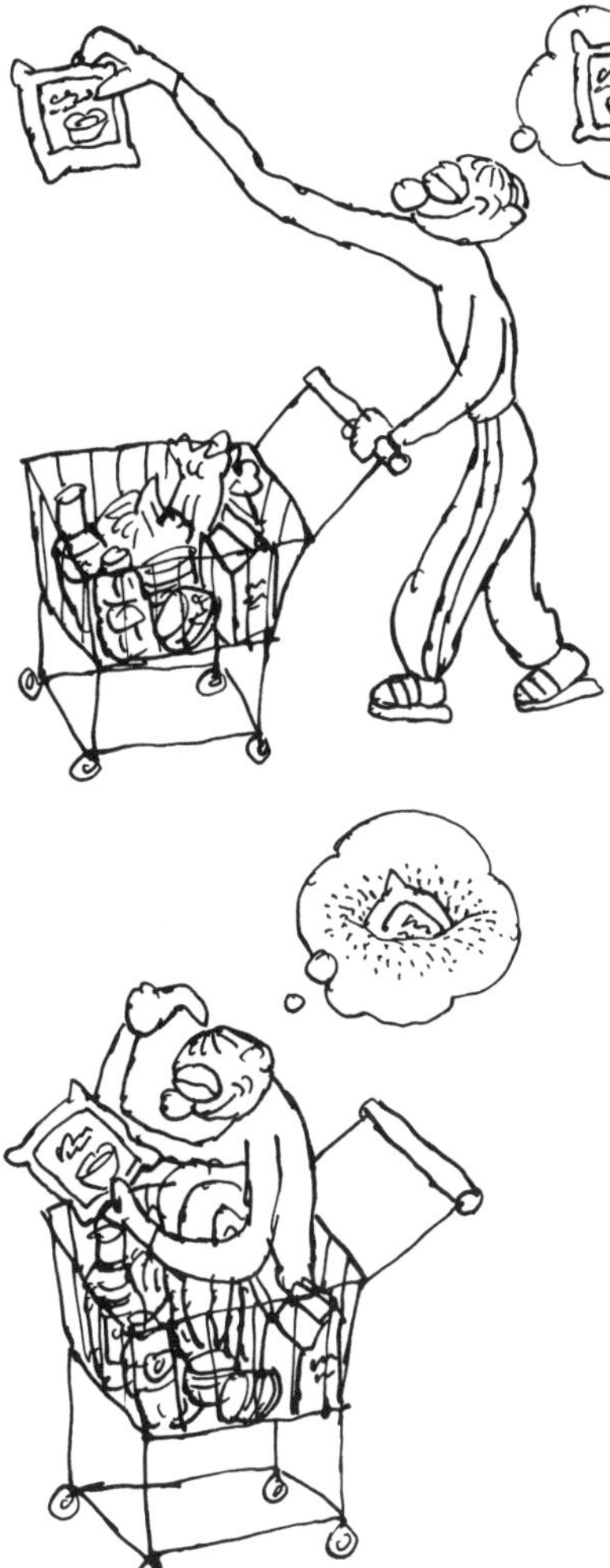

「しんどさ」をこらえ切れるかどうか。コンビニの普及がぼけを助長する。

イメージの加工のために私たちは、視覚や聴覚や嗅覚、触覚や味覚といった五感をフル稼働させる。このことが、本来なら可能なように人は形作られている。イメージを介して、一連続として耳に入ってきた音を、分断していくつもの単位に分けて処理したり、あるいは目にした情報を、視点をいろいろに変えて再び眺めたりできるのである。

結局、そうした能力が高齢化に伴い、何らかの理由により貧困化したとき、人は「ぼけがはじまった」というのかもしれない。逆に「ぼけないためには」、五感を駆使したイメージが抱けるような生活を送る必要がある。野菜や果物のにおいや手ざわりを感じつつ、買い物をすることの喜び、コンビニにはそれが欠除している。しかも外界からの入力について、豊富なイメージを抱けなくなることは、その情報が記憶としてより長期間にわたる永続性をもって貯えられたのちにまで、やがて尾をひくことにつながっていく。

再び「老人力」の大誤解

このように考えてくると、1章で紹介したような「老人力がついた」とされるエピソードは、「ぼけだした」こととはやはり、まったく無縁の現象であることが、再度裏づけされることになる。

というのも、「えーと、ほら、あの……」と「あれ」というものが分かっているのに名前が出てこないというのは、なるほど求める語彙《ごい》が思い出せないのはそうであるけれども、逆に伝えたいことのイメージは、たいへんしっかりしていると考えられるからなのである。何を表出したいかという自分の心象が不明瞭になっているわけでは、決してない。

ことばというのは、たいていの場合、指示する内容をもっている。その対象のほうは浮かぶのに、対応するレッテルがあやふやになってきている。こういう状態をふつう「喚語困難《かんごこんなん》」という。喚語とは、必要な語彙を喚起する過程を意味する。確かに、記憶力の一部が低下していることにまちがいはない。

ただし喚語困難になったからといって、それで伝えたいイメージ自体が、貧困化するわけではない。反対に、イメージそのものが豊富に持てなくなると、表明したいと感ずるメッセージそのものがとぼしくなるのだから、おのずと使用単語も単調になり、ことばの記憶は衰えるだろう。しかし逆もまた真なりという関係はただちに成立するわけではないのである。

まして、聞き手が話し手の「あれ」という発言だけで、「あー『あれ』ね」と分かってしまうというのは、相手の心が伝えようと心しているいることを瞬時に理解し、イメージを共有していることを示唆している。ぼけるどころか、両者にまさにアウンの呼吸がなければ、成り立たないコミュニケーションの様式といえよう。

また『老人力』という本には、1章に引用したエピソードにつづいて、次のような逸話が紹介されている。

ワインの味と名前との関係性をよく覚えている人がいる。年代の違いまで覚えていて、こと細かに指摘する。その場合もそれが好みであり、性に合っているのだ。覚えることが好きなのであり、忘れることが嫌なのだ。

ぼくなど、味はけっこう覚えているけど、名前をまるで忘れている。だからその覚えている味を名前で指摘できず、

「ほら、あの、たしか松本に行ったとき飲んだあのワインの……」

とか言っても、そんなのわかるのは自分だけだから、結局は覚えていない、ということになる。(『老人力』一六頁)

なるほど飲んだワインの名称を忘れているという点では、記憶力がなえた話に違いない。だが、よく考えると一方で、「ワインを飲んだ味を覚えている」とは、過去の自分の体験の情報はしっかりと保持されている。つまり記憶力がおちたといっても、限られた側面だけに限定されているのである。

日常われわれが「記憶」ということばで表現している情報の貯蔵は、「実際の記憶能力」

のほんの一部にしかすぎない。

実のところ、個々人の意識にのぼらない、からだによる記憶すら存在する。「手続き記憶」と呼ばれるこのような形式で覚えた内容は、老人ぼけがすすんだところで、非常に失れにくいことが、よく知られている。たとえば、自転車に乗ることや、水の中を泳ぐことが、その例である。自転車を乗りこなせるようになるのは、いくらガイドブックを読み、内容を空んじたって何の役にも立たない。「こつ」を身体で覚えこむ、飲みこませる以外にマスターの道はない。

しかも、いったん「こつ」を習得すると、たとえ一〇年の間、自転車に乗る機会を持たなくとも、私たちはそれを忘れることはない。一度覚えると失われない、一種の記憶が形成されるのだ。こうした類いの情報は、いくら高齢になったところで、またいくら他の知識について覚えが悪くなっても、失われることが、まずない。

「手続き記憶」に対し、「意識にのぼる記憶」とは、要するにことばを介在してよみがえってくる思い出にほかならない。これを「陳述記憶」と総称する。「陳述記憶」は、さらに二通りにタイプ分けできる。

そのひとつが、ワインの名前とか人の名前のようなもの、もうひとつがワインを飲んだ時の味や情景、あるいはだれかに会った際の場所や音その他もろもろの状況にまつわるもの、前者を「意味記憶」、後者は「エピソード記憶」と言われる。「意味記憶」とは、学習の時と場所にとりたてて依存しない事実認識を含む記憶であり、数字や計算、漢字などの知識の貯蔵もここに含まれる。「エピソード記憶」とは文字どおり、エピソードの記憶にあたる。ふつう、われわれが「きのうテレビで××という番組を見た」と話をする場合の記憶とは、後者に対応している。一口でいえば、自叙伝的な記憶のことを意味している。

さて、このように記憶という心の働きを整理した上で、「老人力がついた」と表現された逸話の実態が何なのかを改めて考えてみると、つまるところ「意味記憶」が衰えたのに対し「エピソード記憶」は保たれているという状態を指すことに思いいたるはずである。

たとえばビジネスマンがふだんの勤務先から、どこか遠隔地へ出張したと想定しよう。取引先と、特別な会議の用があった。だが向こうへ着いてみると、取引相手で応対してくれたのは、以前にも会ったことのある人物だった。

過去に、いつ紹介されたのかもよく覚えている。だれに紹介されたのかも、記憶にある。それなのに、どうしても相手の名前が思い出せない。相手はこっちの名前を知っていて、しかも旧知の仲と認識しているので、名刺の交換も起こりそうにない。仕方がないので、自分も相手の名前を覚えたふりをしてなにげなく振舞っているものの、このままだといつ化けの皮がはがれるかと気が気でない……。

もう、おわかりのことだろう。過去のイメージは鮮明に保たれている。これでは、とうてい「ぼけた」とは判断しがたい。

溜息の意味

『老人力』によれば、溜息《ためいき》も「老人力」の証《あかし》として挙《あ》げられている。

老人力の一つに溜息がある。疲れたときなど、椅子にどっこいしょと坐りながら、

「あーあ……」

と溜息をつくあれだけど、そうだ、「どっこいしょ」も老人力のほとばしりですね。自分ではまだ若いつもりでいても、いつの間にか体内に老人力がふつふつとみなぎっていて、椅子に腰を下ろしたときなど、

「あどっこいしょ」

という言葉が漏れ出る。この場合ふつうの「どっこいしょ」はまだ力仕事の意味合いがあるけど、その頭に「あ」がつくと、これはもう老人力と見て間違いない。(前掲書三六頁)

とあるが、これもたいへん疑わしい。

本当にぼけてしまった高齢者を観察してみると、体系だって調査したわけではないので断言できないが、概して溜息をつかない傾向が高い。「あーあ」や「どっこいしょ」は、健常な証拠とみるべきなのだ。

むろん、このような声が出るのは何がしか、からだが老い、あるいは疲れていることにはまちがいはない。ただ、そこで溜息をつく人にはまだ、疲れた自分や老いた自分を冷静に眺める余裕みたいなものがある。つまり心のなかに自分と自分との関係みたいなものが存在して、年とった自己をイメージして描いている。

「あどっこいしょ」と腰かける時に口走るのは、すわる際に腰を曲げ降ろすのがもう「おっくうな」自己を客観的に心の中に映像化し、それに対し、もう一人の自分が「ご苦労さん、よくやってるねぇ」と声をかけるようなイメージが産出されているのではないか。だとすればからだは老化しつつも豊かな想像力をなお抱いていることの、表れと解釈できるのである。

ぼけの症状分類

ここまで本書を読みすすめて下さった方のなかには、私のぼけの症状分析を知った上で、かなり類似した疑問を抱かれたかもしれない。実のところ、私自身も、ぼけの医学的な研究をすすめている人から、しばしば同じ質問が返ってくることを経験する。その内容はおそらく、以下のように集約することができるだろう。

「お前は、大半のぼけにあたかも共通の症状進行があるかのように説くが、それはぼけについての一般の医学的な常識に反するのではないか？」

今日、高齢者の痴呆のおよそ八〜九割は、アルツハイマー性か脳血管性のいずれかにもとづくとされている。両者は病因として、まったく異質である。「にもかかわらず、双方が引き起こすぼけに同一症状が存在するかのように書くのは、不可解ではないか」という質問である。なるほど、少しぼけについて知識をもつなら、当然湧いてくる「疑惑」といっていいだろう。

アルツハイマー性痴呆は、脳に老人斑と呼ばれるものが発現することで、引き起こされることが明らかとなっている。老人斑の実態は、アミロイドで、βタンパクという巨大分子の沈着が正体であることもわかってきた。要するに脳細胞に機能を阻害する、まったく不用の化学物質が集積し、正常な働きができなくなると理解してかまわないのだ。ではどうしてアミロイドタンパクがたまるかというと、遺伝子異常をはじめ、複数の原因が作用することも判明しつつある。

他方、脳血管性痴呆とは、文字通り血管の機能不全にもとづくものである。具体的には脳梗塞《こうそく》を起こして血管の一部がつまったり、つまらなくとも血流量が低下して、その部位の脳の働きが落ちることに起因している。だからまったく異質のメカニズムによって二つの痴呆は引き起こされてくるのだから、症状も違って当たり前という論理的帰結が生まれる。

事実、ぼけの本をひらくと、「二つは症状が違う」という記載に必ず出くわす。

だから、ぼけ老人に接することがなかったころには、私も、アルツハイマー性のぼけの高齢者と、脳血管性のぼけの高齢者とはかなり趣きを異にするのだろうと予想していたのだった。ところが虚心にぼけ老人の挙動をウォッチングしてみると、両者の差異よりむしろ、お互いの類似性のほうがはるかに、私にはアピールするものが感じられるのだ。

それで改めて既存のぼけの入門書を読んでみると、専門の医師の書く内容にも多々、不審を抱くようになってきた。

そうしたある本を例にとると、たとえばアルツハイマー性と脳血管性の症状の違いとして、具体的に以下のような記述がある。

——いわく、アルツハイマー性は徐々にぼけが進行するが、脳血管性のほうは段階的に症状が進む。

しかし、この違いは少し考えるとぼけの質的差異の反映ではないことが、わかるはずである。アルツハイマー性のぼけは脳の組織変性が次第次第に進行していくことで起きるのに対し、脳血管性のぼけはまさしく、血管がつまったり破れたりする物理的変化によって、もたらされる。物理的変化のほうは、つまったり破れたりという出来事（症状としての発作）が、デジタル式に生ずる。その差にすぎない。

——いわく、脳血管性のぼけでは、進行に伴い歩行障害や四肢のマヒが強くなるのに対し、アルツハイマー性では徘徊や不潔行為（便を壁になすりつけるなど）が顕著となる。

歩けなくなったり、身体にマヒが生ずるのは運動機能をコントロールする脳の部位に、梗塞や出血が及んだことが一因として考えられる。よって、ぼけの進行が進んだから、運動機能障害がもたらされるとは必ずしも限らない。まったくぼけていないのに、突然にまず身体にマヒが生ずる事例も、多く存在する。基本的に、ぼけの発生とは独立した症状である。

かたや、アルツハイマー性で運動機能がそこなわれないのは、どういう理由によるのかはまだ不明であるものの、アミロイドタンパクの沈着が認知機能をコントロールしている脳の部位に多発することがぼけの症状に関与すると思われる。ただし、認知機能に症状が出たからといって即、徘徊や不潔行為に及ぶというのは、誤解もはなはだしい。

アルツハイマー性のぼけが激しくなると、空間的認知機能がおかされることが多い。典型的には、家から出て外を出歩くと、方向感覚を失い、帰宅できなくなったりする。「迷い人」

となって、警察のお世話になるというようなことも、おきてくる。そこで家族としては、どうしてもぼけ老人を家にとじこめがちになる。そして、とじこめることでぼけは以前になく、症状に拍車がかかるのである。

徘徊や不潔行為は、アルツハイマー性のぼけ老人への対応に見られる特徴がもたらす、副次的産物にすぎない。

——いわく、脳血管性のぼけでは、何ごとにも無関心になるとか、意欲の低下などの性格の特徴的な変化をきたすことが多いと、しばしば指摘されている。それが、寝たきりにつながっていくと主張する。これに対して、アルツハイマー性では徘徊が多い……と先ほどの記載と結びついていく寸法になっている。

ところが、である。同じ本を三〇ページも読みすすんでいくと、アルツハイマー病のぼけになりやすいライフスタイルという項目が、目にとまった。

そこを読むと、アルツハイマーになった患者の人に、発病する以前にどういうライフスタイルだったか尋ねると、趣味らしいものを持たず、余暇利用が不活発で社会参加も余りしない、どちらかといえば無気力で消極的な生活を送っていた人に多いと、書かれてあるのだ。

念のいったことに、このような生活習慣が発病と重なって、余計にひどくなるぼけ老人もしばしば見かける、とまである。まるで記述に一貫性を欠いていることが、明白だろう。

病因分類と症状分類の混同

ふつう老人ぼけと呼ばれているものの大半が、アルツハイマー性か脳血管性のいずれかの病因にもとづいて生ずるのは、疑いのない事実だろう。だが、病因が二つに大別されるからといって、それぞれが別の個々に独特の症状として反映されるかどうかは、まったく次元を別にする問題である。

違う点もあるだろうが、重複する点があってもおかしくない。冷静に分析することが、いずれにせよ肝要なはずだ。ところが現実には、病因分類の知見が先行しているものだから、ついつい症状もそれに応じて、差異のみを見出そうと性急になっているふしが、感じられる。虚心に眺めれば、アルツハイマー性も脳血管性も、病因が質的に大きく異なるにもかかわらず、症状は相対的にむしろ類似しているととらえたほうが、よりバランスのとれた判断といえるように、私には思えてならない。

現に、学会においても、一九九九年の第二三回日本神経心理学会総会の基本主題として、設けられた「神経心理学のcontroversies（論争）」というシンポジウムで、「痴呆の臨床分類」がメインテーマの一つとしてとりあげられているほどである。ぼけをいかにタイプ分けするかは、まさに専門家のあいだでもなお、論争の的であることが了解していただけるだろう。しかもシンポジウムでの論議をきいても、意見百出で一致した考えは、ほとんどないに等しかった。反面、従来の分類には必ずしも意味があるとはいえない、とするのが唯一の一致点といえるほどなのだ。

唯一、アルツハイマー性のぼけに明確に表れる症状として、先ほどもふれた方向感覚および空間的認知機能の失調を、あげることができるのかもしれない。いったん自宅を出ると、帰ってこれなくなったりする。あるいは立体的に三次元図形を描画できない……等の徴候がしばしば現れるからにほかならない。しかしながら、空間的認知機能を失うことですら、必ずしも記憶障害の一種と、とらえる必然性はなく、むしろ視覚的情報処理能力の一部に障害が生じたという解釈だって成り立つのだ。

どうして共通した特徴だといえるかを説明するには、ともかく、なぜ家に帰れなくなるのかを詳しく考えてみなくてはならない。そのためには健常者にも、方向感覚の良い人と悪い人がいて、かつ双方は認知的にどこが違うのかを調べてみることが有用であると思われる。端的にいって、「方向音痴」と呼ばれる人がいて、そういう人は、なぜ何度同じ場所へ行っても帰り道の道順を覚えることができないことが知られている。どうしてなのだろうか?

視覚モードにおけるイメージ化の重点的貧困化

いわゆる「方向感覚が鋭い」という人と、逆の「方向音痴」と呼ばれる人を選び出し、何が両者を区分しているのかを調べた研究の結果が報告されている。

それによると方向感覚に秀でている人というのは、外界における自分が置かれている位置についての情報を、「心の眼」を自己の身体からいわば遊離させ、まるで鳥が大空から地上を見ているかのように、全体の中で自己を相対化して見る眼を獲得していることが、わかってきた。対して、方向感覚が悪いのは、心の眼が身体の眼の域をでないからだという。

たとえば地下鉄の駅を降り、階段を上って地上に出たとしよう。いつもとは別の出口から、たまたま出てしまった。さあ、目的地へどう道をとるのか思案する。そこで上手に、目ざす方向へ向かえる人というのは、周囲を眺め、見知っている建物などを目印にして、その位置関係を手がかりに、空の上から見下ろすがごとく、自分の位置と目印の建物から、目的の場所までの空間的位置関係を視覚的にイメージとして描けるらしい。

自分がまのあたりにしている光景を、ただ「そう」見るのではなく、任意のほかのポイントから眺めたらどう映るのかがイメージ化できる。つまり、方向感覚の良し悪しは視覚的なイメージ操作の技術の可否にかかっているのだ。

今、私はこの原稿をトルコのイスタンブールの屋外のカフェで書いているが、原稿用紙から目を上げると、中央に大きな杉の木が一本、その左に夾竹桃《きょうちくとう》の花、そしてもっと左へ首をめぐらすと、モスクのミラネット（尖塔）が視界にとびこんでくる。

目を閉じても、しばらくは光景が網膜に焼きついたままでいる。視覚的な感覚情報が、少なくとも当面は貯えられたままでいる。だが、そればかりではない。あのモスクの方角から、カフェのほうを見やると、どういう眺めになるか、本当は一度も未だそちらへ行っていないけれど、網膜の映像を動かして、大体の見当をつけることができる。

「あなたの住んでいる家の間取りを説明して下さい」と質問を受けたとしよう。おおよその人なら目を閉じて、心の中で自宅を思い描き、玄関を入ってからあたかも自身が家の内部を歩き回るように想像して、回答をこころみるのではないだろうか。

われわれは通常、視覚的に覚えている情報を何がしかの目的に沿って、加工することを通して三次元世界の中で支障なく生活を送っているのである。ただ技能の熟達の程度には個人差があって、不得手な人の典型が、いわゆる「方向音痴」と呼ばれる人々だと想像される。けれども、いわゆる方向音痴は健常の範囲内にとどまっている。「不得手」にすぎない。一方、病的にまで、視覚的イメージ操作能力が貧困化することが、時として高齢化に伴い起こることがある。それこそ、アルツハイマー性のぼけの多くを特徴づけていると言われている症候であると、考えられるのだ。

だからアルツハイマー性のぼけと診断された高齢者が同時に、立体図形の二次元描写に困難を覚えるのも、納得のいく話である。対象物を立体感を与えつつ描くためには、目標をさまざまな視点からイメージとしてとらえることが不可欠だからである。

そしてここで思い出していただきたいのだが、1章で紹介した「格子模様再現テスト」の成績である。「格子模様再現テスト」は視覚的イメージの操作能力をテストしたものだった。その結果、ぼけはじめたという印象が強い高齢者では、このテストの成績が低下することがわかった。

イメージ操作をわれわれは、さまざまな感覚モード上で遂行しているのだが、アルツハイマー性では視覚に障害が突出して出現することは事実のようらしい。ただ根底にある認知的障害の本質においては、アルツハイマー性も高齢者のぼけ一般の特質と変わりはないと考えられるのだ。

サルにもある老齢ぼけ

もちろん脳血管性の疾病のなかには、梗塞《こうそく》によって、他の心身機能がまったく健常であるにもかかわらず、ことばが不自由になるとか、過去の記憶を失うという場合もある。

ただ一見したところ総じて極めて健常であるのに、実はぼけているといった場合には、障害は外界の情報のイメージ処理に端を発することが圧倒的に多い。その分では症状は、病因の相違にかかわらず、類似したパターンを示すように思われる。

こうした私の考えは、最近のサルを使った実験的研究からの知見とも一致するようだ。一九九〇年代に入って、老齢ザルを対象とした学習テストが盛んにおこなわれるようになってきた。ニホンザルの仲間だと、ふつう二〇歳を越えると「高齢者」の部類に属する。そこで、ヒト高齢者のモデルとして、年とったサルにもぼけは起こるのかという知的関心から、一連の研究は進められてきている。

結論をいうと、どうもヒトの老人ぼけの進化的前兆のような傾向がサルにみてとれるらしい。というのも、老齢に達すると特定の学習課題をこなすことが、大変むずかしくなることが判明しつつあるからなのだ。それがどういう学習かというと、サルにとって回答を下すまでの手がかりがテスト者によって与えられてのち、実際の反応をする作業までのあいだに時差があるというタイプの課題なのである。

具体的に見てみよう。サルの目の前に三つのランプが並べられている。また同じく、三つのレバーも呈示されている。個々のランプはそれぞれ、一つのレバーと対応していると想像しよう。あるランプが点灯した際、対応関係のあるレバーを押すと、エサがもらえるとする。すると彼らは、すぐに双方の関係を学習し、効率よくエサをとるようになる。

そこで次の段階に進むことにする。今度は、ランプが点灯して直ちに対応したレバーを押しても、エサは出てこなくする。ともっていたランプが消え、五秒してのちレバーをさわってようやく、食事にありつけるように変更してみる。しかも、ランプは消灯したのちカーテンでさえぎって、サルの視界から消えている。

条件を変えて複雑にしてやると、確かにサルは最初は課題解決不能に陥るものの、老齢でない限りは、やがて学習の糸口を発見して再び、エサにありつけるようになってくる。しかしながら、老齢ザルだと、第一番目の条件では他のサルと同じようにこなせるが、次の段階では行きづまってしまうことが多いという。

もうおわかりのように、二番目のテスト条件で正しく問題解決を実行するためには、「格子模様再現テスト」で測定されたのと同様の心的操作が求められる。二番目の条件で、年とったサルの成績が悪くなるという事実を、偶然の一致と片づけることはできないと考えられるのだ。

なぜ手を使うことは、ぼけ防止に有効か

古くから言いふるされていることで、「手を使っていると、ぼけにならない」という俗説がある。今まで、耳にしたことがない人を見つけ出すのがむずかしいほど、広く流布している説であろう。実際に信じている人も少なくないようで、電車のなかなどで、くるみ二個や、くるみ状のボールを手の平であそばせている高齢者を見かけることがある。

ただ、その主張の真偽のほどを科学的に検証したという話も聞かないが、まったく非科学的な考えとむげに否定できないようにも思える。

といっても、手を運動させること自体で、脳のぼけるのが予防されると言うつもりはない。けれども、つまるところ「手をよく使う」ということは、手仕事に従事することに結びつく。料理でも裁縫でも、大工仕事や庭いじりでも、手仕事は作業の手順をことあるごとに思考しなくては遂行がむずかしい。だから結局、ぼけの前兆が生ずる、加齢の影響を受けやすい、認知を「きたえる」ことにつながると考えられるのである。

ただやみくもに手の中でボールを動かしていれば、ぼけないというものではない。

加えて、手作業をこなすことは、仕事の良し悪しを自分で評価する際に、「職人的な勘」のような感覚が必要とされることが多い。それもまた、ぼけやすい心の働きを鍛錬するのに役立つ。

そもそも「勘」といわれるような判断が「勘」と表現されるゆえんは、いわく言いがたい認識だからであるが、何がいわく言いがたいかというと、およそ単一の感覚に依拠することなく、視・聴・触・嗅・味覚などを総動員して、複雑に情報処理をおこなうからにほかならない。つまり五感とよばれるものをフル稼働して、外界からの刺激をイメージすることこそが大切なのだ。まさにそれこそ、ぼけの前兆でまっさきに衰える可能性の高い、認知能力であることは、すでに書いたとおりである。

プルースト効果の効用

実際に、多種多様に感覚を刺激したほうが効率よく物事を記憶できることが、実験的に確かめられている。

一九八八年にアメリカで、七二人の大学生を使って四〇にのぼる形容詞の英単語を呈示し、その反対語を書くことを課題として求めるというテストがおこなわれた。ただし、課題の遂行に際しては、学生を二つのグループに分けておく。

一方のグループには、何ら条件を操作せずに反対語を書かせたのに対し、他方の学生には、作業が進行しているまさにそのさいちゅうに、ひそかにテスト室にチョコレートの匂いをただよわせるという細工を施したのだった。

反対語をすべて書き終えると、学生はその日はもう帰宅を許される。だが翌日、同時刻に集合するよう要請を受ける。さて次の日に集められると、今度は、昨日呈示された四〇の語彙を思い出せる限り書き並べるように指示を受ける。もちろん前日には、こういう課題が二日目に課せられることは、まったく知らされていない。予期しない形で、記憶の再生の能力がテストされたことになる。

しかも再生にあたって、学生は再度、前日と同一の二グループに分離される。前日と同じように、一方のグループはごくふつうに覚えている語を書きつらねるように求められ、他方のグループには前日と同様に作業中の部屋に、こっそりとチョコレートの匂いを流したのである。

その上で、記憶の再生の程度を両集団で比べてみたところ、チョコレートの匂いを流すという操作を受けた学生では、平均二一パーセントの割合で単語を思い出したのに対し、条件を操作しない学生では一三パーセントしか思い出せないことが明らかとなったという。

このテストで鮮やかに示された、記憶を増進させる嗅覚刺激の効用は今日、「プルースト効果」という名で知られるようになってきている。「プルースト」とは言わずと知れた、フランスの小説家のマルセル・プルーストを指している。彼の残した大部な小説『失われた時を求めて』の冒頭、作中人物がマドレーヌを紅茶にひたして食そうとして、その香りにひきずられて、はるか過去の記憶が唐突によみがえってくるという余りに有名なシーンにちなんで、命名されたものである。

情報を覚えこんだ際の状況に随伴する、香りという一つの手がかりによって、過去に入力した情報の全容がそっくりよみがえってくる例である。チョコレートの匂いテストで面白いのは、このテストでチョコレートの匂いの部屋にいた学生にあとでインタヴューをおこない、

「周囲の香りについて何か気づいたか」と尋ねても、「特に何も感じなかった」という答えが応々にして返ってくるということである。当人が、供給された手がかりに気づいているとは限らないのである。

気づいていないとは、意識としての再認はなされていないことを意味している。にもかかわらず効果を持つということは、意識の働かないところで、何らかの認知が働いているということになる。「からだの次元」での再認とでも、呼ぶべきかもしれない。

当人が再認したという意識を抱かないということは、結局、「能動的な再生」が起こったことになる。だからつまり、われわれが過去に体験したことをどの程度に思い出せるかは、瞬間瞬間の状況下で新たに入ってくる情報について、個々人が

①どれほど多様なイメージを、

②からだの次元で、

形成できるかによって決定されるのだ。

ぼけ老人に対するBGMの効果

過去の経験のイメージが無意識に記憶に影響するという現象は、匂いに限定して生ずるわけではない。他の感覚による認知でも同じように起こるし、高齢者にも、さらにはぼけが進

行した老人にも、予想外の影響を与える。

次に述べる実験は、すでに『老いはこうしてつくられる』（中公新書）で書いたことだが、見当識をなくし、金銭の管理も簡単な日常会話も成立せず、さっき食事をとってもすぐ忘れてしまうほど記憶力の衰退している、介護施設にくらしている「ぼけ老人」を対象としたものである。意外にも以前のことを思い出させることが、ある方法で可能となる。

具体的には、施設の居室で毎日、昼下がり一定時間（三〇分）の間、ＢＧＭを流すだけのことにすぎない。ただし刺激としては、二通りの音楽を用意する。いずれも歌は入っていず、いわゆるバックミュージックとしてだけのもので、ひとつは邦楽（琴や三味線のもの）、ひとつは西洋風のジャズ、カントリー＆ウェスタンみたいな曲を準備しておく。

しかも一日に流すのは、邦楽か西洋風のいずれか一方だけと、決めておく。そして、ＢＧＭが終わって一時間後に、食間のおやつの時間を設ける。おやつとして出すものもＢＧＭ同様、二種類のものを用意する。一方は和風の甘味で、小豆《あずき》でできた、あんこ状の食べ物など、他方は西洋スタイルのプリンのようなものを準備しておく。

ＢＧＭと違って、おやつはいちどきに両方を高齢者に差し出す。お盆の上に、二種類とも並んで乗せられて出される。そのうえで、「ぼけ老人」が、まずどちらを先に手をつけるのかをチェックしてみたのだった。おやつは二つとも、別の小皿にもられているのだが、飛行

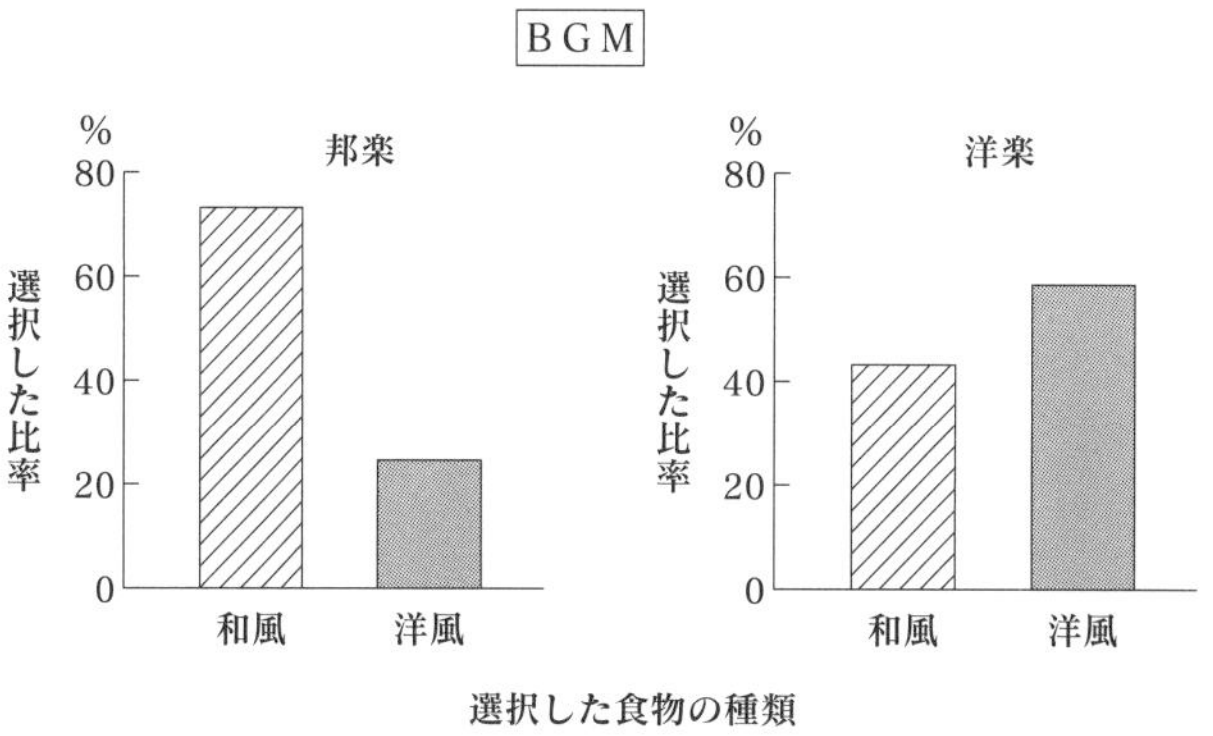

図14 流したBGMの種類と、1時間後に選択された食物の関係（拙著『老いはこうしてつくられる』中公新書より引用）

機の機内食のようにラップがかけられている。めくって初めて、食べられるようになっている。そこで二つのうち、いずれのラップを先に取ったかで、どちらをより好んだかを判断する指標とした。

こうした試みを何度も反復しておこない、そのうえで和風のおやつと西洋風のおやつのどちらが好まれたかということと、先行して流されたBGMのタイプとの関係をまとめてみると、図14のようなグラフができ上がった。明らかにおやつの選択は、BGMの影響を濃厚に受けていることが、うかがえる。邦楽を流すと、そののち和風の食物が選ばれる傾向が増大するのに対し、西洋音楽だと、西洋風のものを口に運びたくなるらしい。

普段なら食事を終えてしばらくすると、もう食べたことを忘れてしまう痴呆とみなされている高齢者なのに、BGMを耳にしたことが心のどこかにしまわれていると考えざるを得ないのである。しかも誤解のないように補足しておくと、流した音楽というのは、決して大音響で派手に放送したのではない。それどころか、かかっていることにほとんど気づかない程度の音量にすぎない。実際のところ、研究に参加していただいた高齢者も、また施設に勤務している人に「この音楽に気づいたか」どうか、あとで尋ねてもほとんど意識していない。

五感に訴える作業としての料理

ＢＧＭを利用した実験は、筋の通った会話を交わすことが困難な重症のぼけ老人でも、感覚にうったえるなら予想をくつがえすほどの能力をまだ維持していることを、われわれに教えてくれたのだ。では、どうして普段は著しく認知能力が衰えたかのように見えてしまうのかというと、それは周囲の人間が相手に、「理の通った」反応を求めようとばかりしていることに起因するからだと、私には思えてならない。もっと、五感を刺激するような働きかけに努めるべきではないだろうか？

再びこの点で、料理という作業は高齢者の心をゆさぶることのできる、一つの手段であると考えられる。

というのも、食事を作る際には手順を考えることもさることながら、食材を選び、味を調

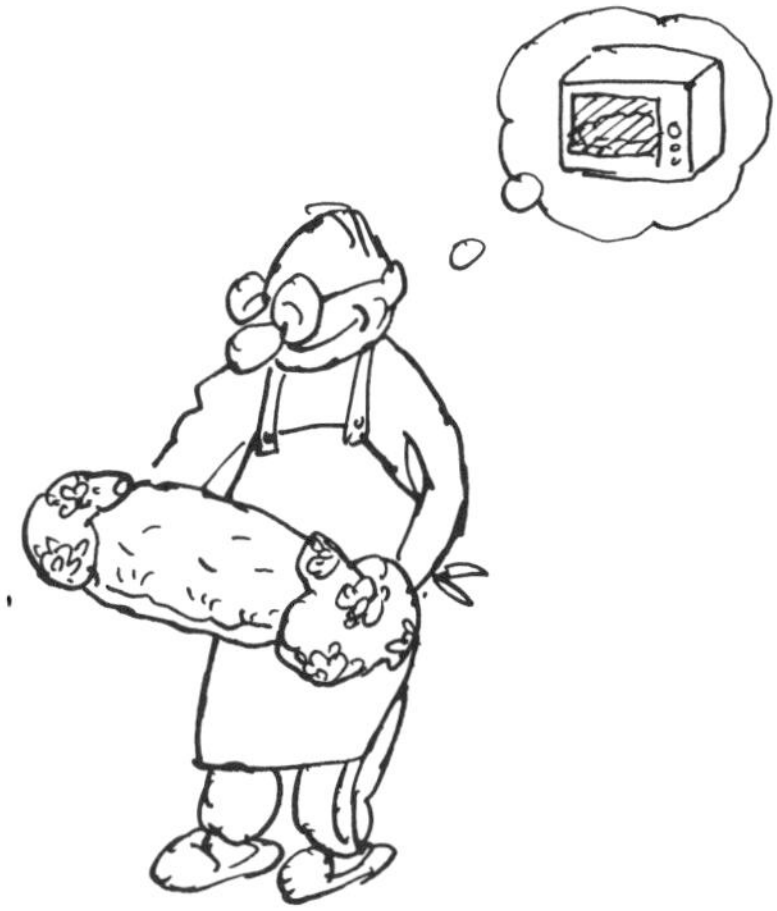

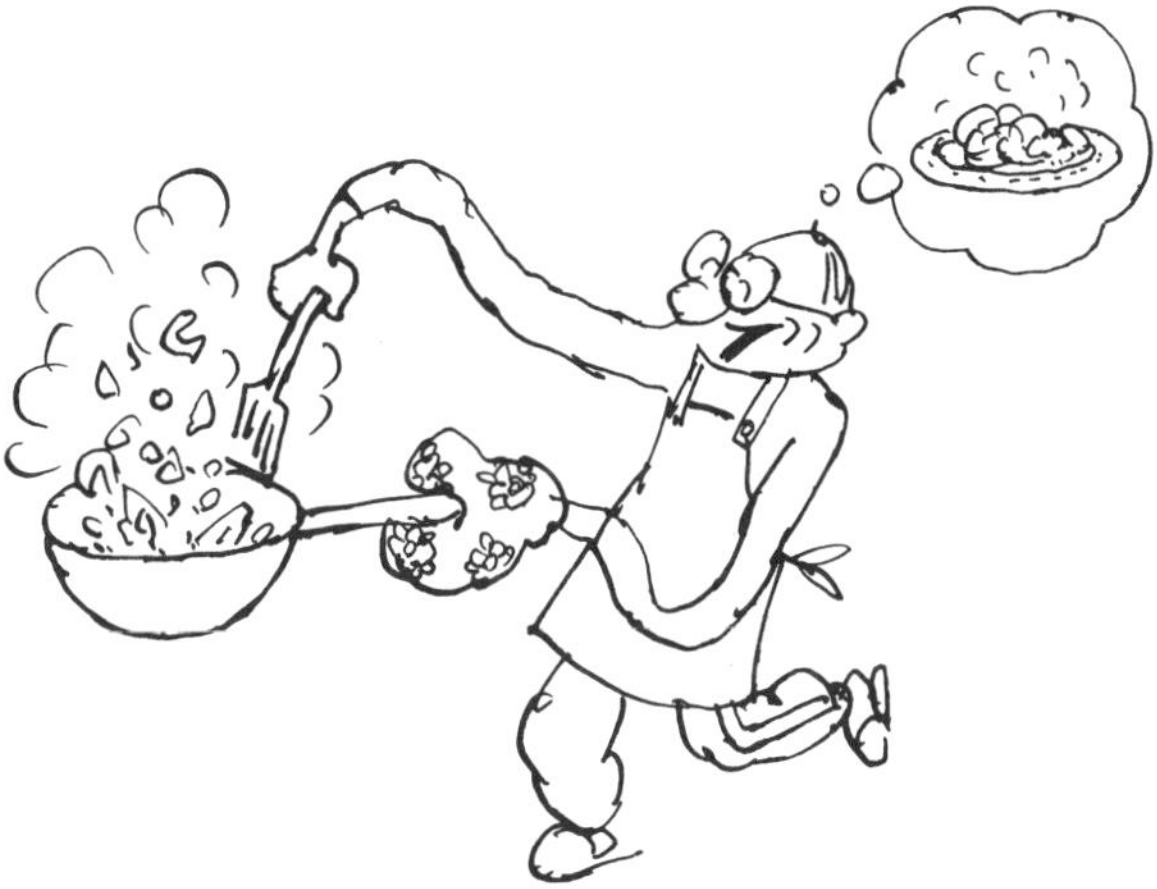

コンビニと電子レンジは、感覚的イメージの機会を奪う。

えなければならない。新鮮な材料を見きわめるため、いろいろな材料の色つやや、表面の張り具合をチェックし、火かげんを注意し、焼け方を見張り、味見をせずに、おいしいものはできない。そこへあらゆるモードの感覚をつぎこむことが、心を活性化する。

そして、この点に関し、「だからコンビニはぼけの温床となる」と再度、強調しておくことにする。コンビニでは、トマト一つを買うにしてもパックされていて、棚におかれている商品の数は限定されており、選択の余地が残されていない。

コンビニばかりか、電子レンジも同罪かもしれない。調理メニューをセットして、ボタンを押すだけというのは生活を便利にするとともに、感覚的イメージが心の中に彷彿《ほうふつ》とする機会を剥奪《はくだつ》したことになるのである。

❹ ぼけを促進する環境要因

わけのわからないことは覚えられない

ひるがえってぼけ老人が居住する環境を考えてみよう。一般に、生活の便利さの度合いは、ぼけの進行が阻止できる度合いと正比例しないのだ。この二つを完全にとり違えているのが、最近急増した多くのぼけ老人用の長期滞在施設かもしれない。確かに、清潔で明るいかもしれない。しかし応々にして、それは施設を維持・運営する側によってしつらえられた、余りに統制された秩序にしかすぎない。生活している主人公が、主体的に関わる余地がほとんど残っていなかったりする。

そもそも体験した内容から、イメージを作り出す力が貧困化しているのだから、ふつう以上の刺激を必要としているのに、むしろ反対に、「ぼけているのだから」という理由のもとに、ふつうよりはるかに受け身な境遇に置かれていることが多い。これでは、症状は悪化するばかりである。

このことは、施設に暮らすぼけ老人ばかりでなく、高齢者一般について言えるだろう。ぼけの発生や進行を未然に防ぐためには、受け身的な環境ではダメなのだ。いかに能動的・主体的な環境をつくり出すかが鍵である。このことを念頭をおきつつ、具体的に見ていってみよう。

かつてアメリカで、大学生を対象にして一度にいくつの数字を記憶できるかを、調べる研究がおこなわれたことがある。すると、おおよそだれでも限界の数は一定していて、七つ覚えるのが限界であることが判明した。このことは今では大変良く知られ、「メモリー・セブン」と呼びならわされている。

ところが、なかにはトレーニングしていくうちに七の限界を越えて、どんどん上限を伸ばしていく被調査者がいるという。毎日一時間のわりで、週に二～五日のペースで練習したあげく、二年たつと、一度聞いただけで、何と八〇を越える数字を暗記できるようになった大学生も現れたのである。

そこで、この学生がどうして他人にはない技能を獲得したかを尋ねてみたところ、次つぎとつづく数字の配列を、いくつかのかたまりに分割し、かつ個々のかたまりを自分にとって、「意味のある情報」に変換することが明らかとなった。たとえば、「……一・四・九・二……」という数字に対して、「イヨクニ（燃えるコロンブス）」と語呂合わせするようなものだと、想像していただければ、おおよその要領を了解していただけるだろう。

日本にも、円周率を四万桁まで暗唱してみせた人がいると最近、新聞に報道されて話題となった。「ギネスブック」にも世界記録として掲載されたというが、この人の記憶法も基本的にアメリカの大学生と、変わらず、語呂合わせをしていたという。情景が思い浮かぶような物語を、一〇桁ごとにつくる。たとえば、五〇桁台は、「黄金《05》」をキーワードにして、「小《5》判に負けた欲紳士《820974944》」、二〇〇桁台は「仁王進出《20442》、ハワイ沖タコ《8810975》をとりに」と、文字変換されることとなる。秘訣は数字にことばを当てはめる際、想像力を働かせて情景が思い浮かぶようなストーリーにすることにつきるという。

ギネスブックに載る記録を樹立したのは、五四歳のときというから、巷間にいう「頭が未だ柔らかいころ」ではない。しかも新聞に報じられた二〇〇〇年春で六七歳になるというが、暗唱力は衰えを見せていない。むしろ年齢が上がったほうが人生経験が豊かになるので、想像力を働かせやすくなるとまで、本人は言い切っている。

世界に「意味」を見出す機会の提供を

年をとってなお能力がアップするかはどうかは別にしても、もし万が一つに、動脈硬化を起こして脳の血管がつまったり破裂したりするというような、アクシデントにみまわれない限り、こういう人々はまずぼけることはないだろうというのが、老人ぼけを調べてきた私の率直な感想である。

円周率という無秩序に並んだ数字を覚えるのは、苦行に近くないかという問いに対し、ばかばかしいと思い出すと、やる気なんか起こるはずもないと答えている。

けれど凡人には、年を重ねるにつれて「ばかばかしく感ずる」回数が日々増えていく。これを阻止することがなかなか困難であるのが、実情である。日常生活の中で、新鮮な感動をめったに味わえなくなる。すべてが過去にもう体験済みのエピソードのくり返しのように思えてしまう。結果として、新たに入ってくる情報に対して、心が今までに抱かなかったイメージを形成することが、まれとなる。このように使用頻度が減少すると、イメージ化の能力はおのずと貧困化していく――

2章で書いたように、若いころならスーパーマーケットでステーキ肉が一三八五円で安かったならば、それだけで一種の感激がある。感激するから、値段が心に刻みこまれたものが、老いると同じ出来事に遭遇しても、ついつい「過去にもあったじゃないか」で終わってしまう。この子どもや若い自分であったらもっていた、みずみずしい感性や好奇心を維持するのがむずかしい、というごく当たり前の事実が、ぼけにいたる老化の背景にあることを、見逃してはならない。

この点、円周率を四万桁まで覚えた人のエピソードは含蓄に充ちている。というのも一般には、無秩序で、無意味に過ぎない数字の羅列に、語るべき「おはなし」を見出している一方で、ふつうの高齢者はといえば、日常生活ですら、あたかも円周率と同じ程度に意味のないものとして、受け身で認識しているのではないだろうか？

外界の中に、もはや絶対的な意味を見出そうとしなくなる態度の形成には、加齢と共にわれわれがややもすると、生活環境としての外部世界を、自分にとっての「行為の可能性に満ちた世界」として認識できなくなってしまうことが大きな役割を果たしている。

すでに『老いはこうしてつくられる』（中公新書）で書いたように、若い頃なら七メートル先の二本のポールの間にかかったバーをみて、それがまたいで越せるかどうかを的確に判別できるのが、ふつうである。六十歳未満の被調査者一〇〇人でテストしてみると、自分の股下より少し高い位置を臨界点に、それをわずか数ミリ（股下八〇センチの人なら約八ミリ）超えるとバーをくぐり、逆にそれより下がるとバーをまたぐと、皆が判を押したように判断する。しかもその境界は彼らが現実にバーをまたげる上限とピタリと一致する。ただ漫然とわずか数ミリの長さだけ違う二本の棒を、どちらが長いか判断せよといわれても、正しく回答することはなかなかできないが、自己の身体が働きかける状況下では、ヒトの知覚システムは想像だにしないほど、外界の特徴（この場合なら、バーの高さ）を鋭く認識するのだ。

ところが年をとるに従って、私たちがまたいで越せるバーの高さは通常、次第に低くなってくる。足や腰の衰えによる影響である。しかし、それでは身体の加齢変化に応じて、高齢者は自分にとってまたぐことの可能なバーの高さの上限を、認識しなおすのかというと、そう柔軟に改めるとはかぎらない。昔のままの身体のつもりで行動する。結果として、「またげるはずのバーが、越せなかった」というエピソードが、日常随所に起きることとなる。身体と心のいわば、乖離《かいり》である。

乖離は当人に、自分と世界とのあいだに薄膜ができたかのような感覚をもたらす。しかも、身体と認知のズレは、社会的コミュニケーションの場面でも生ずる。他人に笑いかけるという行為ひとつをとってみても、ヒトはどれぐらい筋を運動させると、どういう感情の強さの表現になるかを、無意識のうちに考えて表情を表出している。それが顔にシワが刻まれると、本人が「こう」と思ったメッセージが、実は送れていないという事態が生ずる。

こういうことがくり返されると、当事者は疎外感を感ずるようになり、同時に周囲は、「あの人も年をとったな」という感覚を持つにいたる。自ずとそれは、態度に反映され、疎外感を増幅させる。「ああ、自分もふけたんだな」という思いが強くなり、加齢が悪しき意味での「老い」へと転じる契機となる。

「老人は老人らしく」と、生活の上で積極性を発揮することにためらいを覚えだし、かつ周囲も老人には豊富な刺激を享受する機会を提供しようとしなくなる。そして環境が単調化し、世界に自己の可能性を主体的に見出すことへの否定的姿勢を、さらに強めることに結びつく。あたかもデフレ・スパイラルのごとく、高齢者は老化の傾向を深めていく。

脳の血管の硬化や出血、あるいは老人斑の形成が老人ぼけの病因であることを、否定するつもりは毛頭ない。ただそれらが、疾病としてのぼけの出現に決定的な役割を果たすようにとらえるとしたら、大きな誤解を犯すことになるだろう。契機のひとつととらえるほうが、適切なのではないか。そのひとつの契機が、外界からやってくる情報に接しても、それを自身の内に意味づけしづらくし、体験に基づいて新たな自分のストーリーを紡ぎ出せなくなる一因とみなすべきではないか。認知障害のカテゴリーに属する程度にまで、イメージを飛翔させせる能力を枯渇させる「ひと押し」をしているのはまちがいないにしても、それだけで決定的に「ぼけ」てしまうと考えられると、たいへん誤解をすることになるのではないか。

たとえ障害とレッテルを貼られるまでに、機能不全を起こしたとしても、本来ならそれは依然、だれもが何がしか背負っているさまざまな技能の得手不得手の延長にとどまっているはずなのである。その障害を疾病に仕立てあげているのは、周囲のぼけについての偏見にみちた認識ではないのか。

年をとると、われわれの身体も心も以前とくらべて低下する側面が出てくるのは、疑うことのできない事実である。それを過大解釈することも、また同時に過小解釈することも、好ましいこととは評価できない。個々人の加齢の状態を、本人も周囲も適切にとらえ、かつまず一歩、新たな自己をめざすライフスタイルを設計することこそが今、何より求められているのだ。

「老人力」誤解の意義

高齢者の心がぼける過程ではまず、当人自身が外界から情報を受け入れる際の、イメージ形成の貧困化が契機として働くことを、本書では指摘してきたつもりである。一般に信じられている記憶の障害そのものは、イメージを操作して生活することをしなくなった結果の副次的産物であることのほうが多い。しかも、われわれ人間が「進歩」と信じて取り入れてきた生活環境の変化もまた、応々にして老人ぼけを促進する可能性を高める作用をしてきたかもしれないのだ。

またぼけることを「老人力がついた」と言い換えたとしても、本質が「物覚えの悪化」にあるとみなす点では、従来の心の加齢観と何ら変わることはなかったといえるだろう。本質的に同一の誤解を犯していたといっていいのだ。しかし、それでは「老人力」が流布したことはまったく意味のないことであったのかというと、決してそうではないと私は考えている。

というのもコンビニや電子レンジといった「もの」としての環境ばかりが、ぼけの温床と化しているのではなく、本人と周囲の両方が、加齢変化を「ああ、もう年とったんだな」と過大解釈することの影響もまた無視できないからである。それを払拭《ふっしょく》してくれる力を与えてくれたのが、「老人力」ということばなのだ。実際、『老人力』を読んだ一般読者からは、次のような感想が殺到したという。

勇気、やる気が身体のあちこちから湧き出るような気持ちになりました。本を読みながら思わず笑いがこみあげて来て、一気に読み終えました。主人は今年還暦です。二人で互いの老人力をたたえながら仲良くやっていきたいと思っております。

読んでいくうちに「そうだ、そうだ」「うん、うん」と思わずあいづちをうちたくなりました。記憶力のよさは抜群と自負していたのにもかかわらず、最近ポロポロと細胞がはがれていくように記憶力が落ちて、落ち込んでいましたが、この本を読んで、私だけではなかったという安心感と、より、別な方法で改めていろいろな事に挑戦しようという意欲が湧いてきました（『老人力自慢』一四五頁）。

「老人力」は誤解にもとづいている。誤解にもとづいているからこそ、「老人力」とふきとばしてしまったほうが、好都合なのだ。

本当に、「あの人も年をとったな」という思いが、態度となって現れると、それを敏感に察知して、老いが増幅されるという現実が存在する。こう指摘すると、たいていの人は「いや、私はそんな相手を傷つけることはしていない」と、反発されるかもしれない。が、自分でも気づかないうちに、余計な年寄り扱いを高齢者にして、その人の老化を加速させる手助けをしていることが往々に起こっている。しかも、それを「せずにいる」ことのほうが実は意外にむずかしい。

そこでこの章では、どうして年寄り扱いしないでいることがそれほど困難なのかを証明しながら、現代社会の抱える「高齢者をダメにする要因」を洗い出してみることにしよう。それが高齢者のためにわれわれがどのように環境を整備すべきなのかを考察する、有用な材料を提供することになるかもしれないと考えるからである。何はともあれ高齢者を「元気づける（encourage）」雰囲気づくりが、肝要なのだ。そのためには、「老人力」という誤解だってプラスに働く。ひるがえって、一般に世の中は高齢者を「意気消沈（discourage）」ばかりさせているのではないか？

育児語の高齢者への転用

高齢者を必要以上に「老人扱い」する態度をとっているかいないかをもっとも如実に反映するのは、周囲の当人への語りかけの口調であることが、ここ一〇年ほどの研究から判明してきている。年寄りに話をしている人だという姿勢でいると、話し方がついつい「育児語」風に変化するという事実がわかってきた。

「育児語」とは元来は、大人が乳幼児に向かって話しかける時の、しゃべり方の特徴を称した用語にほかならない。具体的には、声の高さが他の大人と会話をする場合よりも一段と高くなり、かつ抑揚も強調される。だれしも自分自身が子どもと接した過去の経験を省みると、「なるほど、あれか」と身に覚えを感じられることだろう。

こうした子ども向け特有の口調は、万国共通の現象とされている。つまり英語圏であろうと、日本語を話す地域であろうと、他のいかなる言語文化の下であろうとも関係なく、共通して観察されることが、確認されている。

育児語の存在に初めて気づいたのは、アメリカのチャールズ・ファーガソンという言語学者で、一九六〇年代前半のことであった。彼は地球上の異なる六つの言語体系での育児習慣の比較調査の資料をもとに、「育児語」の研究成果を発表した。また発表当初すでに、同じような語り口の変化が子どもに向けて話をするときのみに限らないという事実に気づいてい

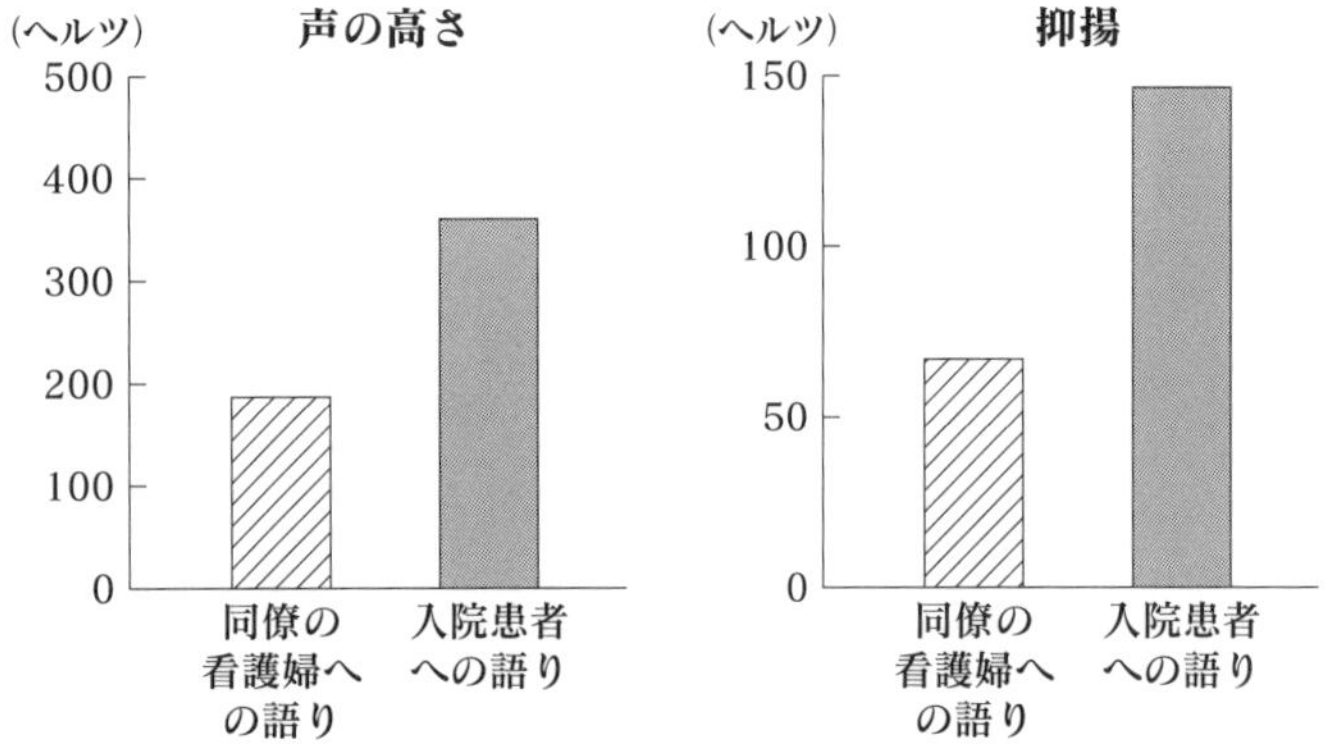

図15　高齢者専用病院での看護婦さんの、入院患者と同僚への語り口調の比較（拙著『老いはこうしてつくられる』中公新書より引用）

た。その典型が、壮年層の者が高齢者に話しかける場面で生ずる。

高齢者専用の病院などでは、看護婦が患者に対し、「おばあちゃん（あるいは、おじいちゃん）、おくすりの時間ですよ！」などと呼びかける。まさに、あれである。私が日本で調査した範囲内でも、またアメリカでの社会心理学者の研究でも、親が幼い子どもに話しかけるのと、何一つ相違点を見出せない発話がなされている。「ベビートーク（赤ちゃんことば）の二次的転用現象」と呼称する専門家すら少なくない。

私自身の調べた成果については、『老いはこうしてつくられる』（中公新書）でも書いたが、それ以降に明らかになった知見について書くためには、あらかじめ理解していただかないと支障が生ずるので、重複を承知で転載すると図15のようなグラフにまと

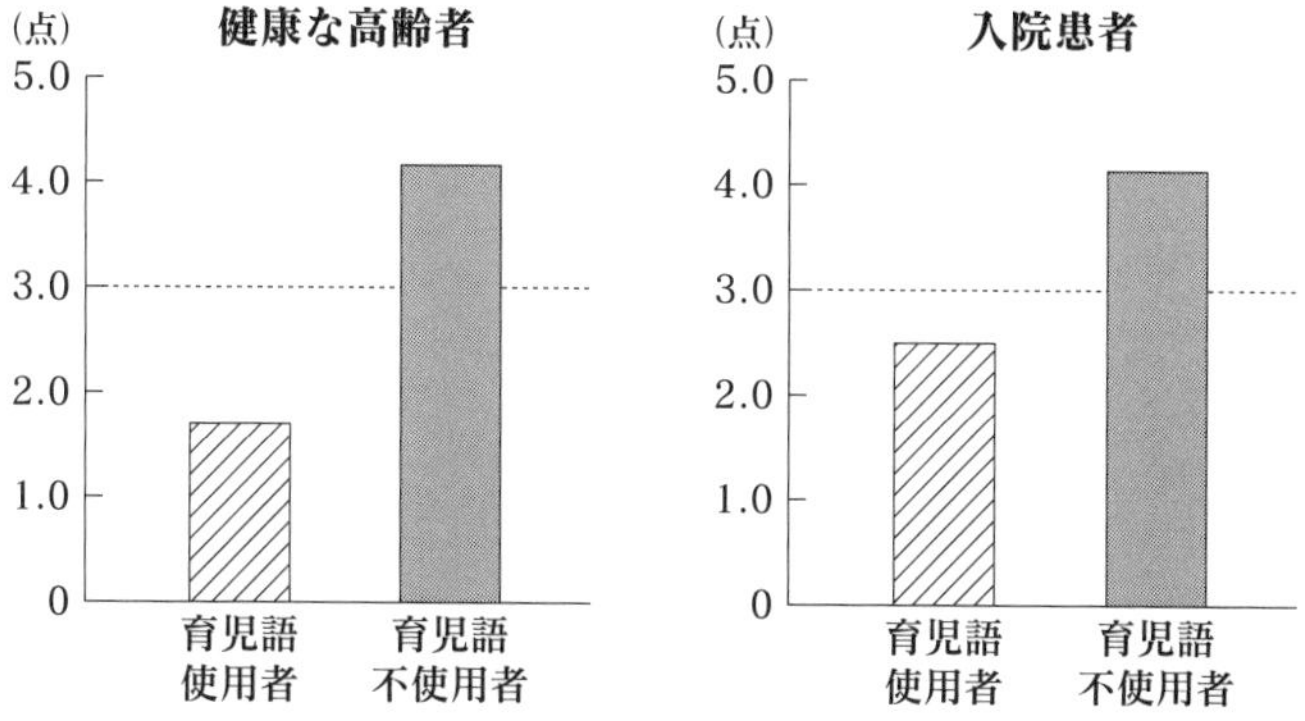

図16　健康な高齢者および入院している高齢者の、育児語使用者と不使用者の語り口調の快－不快評定の比較。評定は１～５点の５段階に分かれ、点数が高いほど快の度合いが大きくなる（拙著『老いはこうしてつくられる』中公新書より引用）

められる。ところが、話しかけられる立場にある高齢者に、その感想を尋ねてみると、これは評判が全然芳《かんば》しくないことが、明らかとなってきている。

育児語を使って話しかけてくる人と、そうでない人とに二分し、どういう印象を各人について抱くか、「好ましさ」の程度を高齢者自身に判定してもらうと、図16のような結果にまとめられる。前者のほうについて悪い感じをもつことが、一目瞭然となってくる。「まるで子ども扱いしている」「年寄りだと思ってバカにして……」という声をしばしば耳にする。

もっとも、養護施設に入所している人と、そうでない人とで、育児語が話し手の悪印象に果たす効果のほどを比べてみると、前者のほうでは後者ほどは、イメージの悪さがはなはだしくないような結果が、得られている。ただ、ここが曲者《くせもの》だと私は、実際の調査をおこなった経験から考えるようになってきた。

グラフに表された数値だけを表面的に受けとめて、施設の高齢者は「○○さん、おくすりですよ」と高い声の調子で、かつ抑揚が大きい言いまわしで言われても、不快に思わないとは、とうてい想像できないのである。むしろ事態は、施設に暮らす高齢者の場合のほうが、深刻であるとすら思えてくる。

というのも、閉鎖された環境に暮らさないのならば、育児語を耳にして不愉快なら、自分の意志で当の話し手を避けることができるが、施設ではそれができない。できないどころか、話し手は自分の面倒を何くれと見てくれる立場にいる人物である。加えて、育児語の使用の際の大きな特徴として、話し手がこの話ぶりをまったく意識していないでおこなっているという点を、考慮する必要があるだろう。

子どもに対して話しかける場面を想像すると、「育児語とは、あの行動か」とだれしも、どういうものか了解できるのだが、指摘されるまではそういう事実に気づかなかった。まさに「コロンブスの卵」的発見だったことが、自覚を持たずに実践している語り口調の変化であることを、何よりも雄弁に物語っている。それは高齢者に向かうときにも共通している。

つまり、話しかけられたほうは「子ども扱いしている」とか「年寄りを馬鹿にして」と感

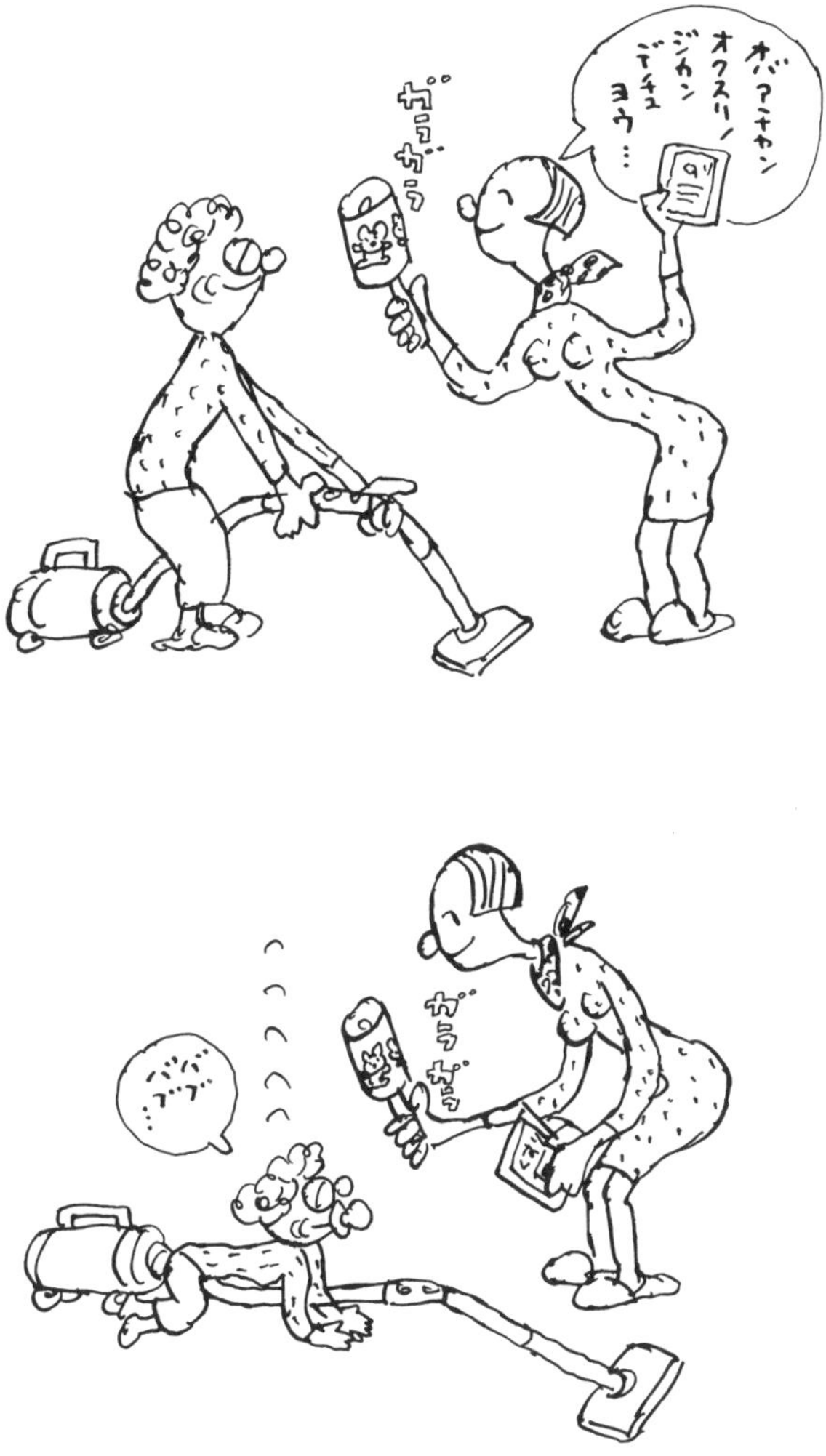
オバアチャン オクスリノ ジカン デチュ ヨウ…
ガラガラ
ガラガラ
バブ ブブ…

善意の育児語が果てしなくつづけられると…。

じているかもしれないが、話しているほうにはそのような意図はまったくないケースが、圧倒的多数である。悪意がこもっていないどころか、相手に好意を持って働きかけていることのほうが、はるかに多い。しかも、もちろん高齢者の側もそのことを認識している。

なまじ認識しているものだから、不愉快でもむげに反発を示せない。加えて施設では、「自分が面倒をかけている」という負い目のあることを見逃せないだろう。世話になっている人が善意で話しかけてくるのであるから、いやな口調でもまあ辛抱しなくては……となってくる。それが果てしなく続いたあげく、もう以前ほどは、とくに感じるものがなくなってしまった結果が、図16に反映していると考えられるのだ。

「無力な老人」観の内面化

ただ、育児語で話しかけられても、さほど不快でなくなった状態というのは、本人にとって決して好ましいことではない。初期には、「何を」と対抗心を燃やしていたのが、自分の思いを明確に切り出せないまま、ずるずると年寄り扱いを受け続けていくと、「そもそも私はこの程度の待遇を受ける存在でしかないのではないか」と、自分のほうが間違っていたと感じるようになっていく。「元気なつもりでいても、やっぱりもう年なんだ」と、周囲の扱いを自分の価値として、内面化してしまうのである。

そうして本当に、「老人」はできあがっていく。「お前も年寄りだ、年寄りだ……」と毎日、洗脳するような効果を育児語が果たすことになる。

そして施設に暮らす高齢者で、それがもっとも如実に起こると書いたけれども、同じことは多かれ少なかれ、どこの家庭内でも生じていると考えられるだろう。周囲の多くの人から、「おじいちゃん」「おばあちゃん」と上ずった、高低の変動の激しい声でいくどとなく呼びかけられていくなかで、もはや「老人」としてしか居場所のないことを知る羽目に陥っていく。この「やっぱりもう若くないのだから」という自嘲《じちょう》の念が、外界の情報をイメージ化する能力の貧困化に結びつく。なんのことはない、社会が高齢者に、あきらめの念を植えつけたあげくに、老人ぼけの大きな一因ができ上がってしまう。

そもそも血のつながりもないのに、高齢者だというだけで相手を、「おじいちゃん」「おばあちゃん」呼ばわりするのは、考えてみれば不可思議な話であろう。

しかも日本では家族内でさえ、いったん本人に孫ができるや、孫の親にあたる自分の息子・娘が、父親、母親に向かって「おじいちゃん」「おばあちゃん」と話しかけるのがふつうである。三世代に及ぶ家族では、いちばん年少の立場の者の視点に準拠するかたちで、メンバー一同が高齢者に接する。これと同じ原則が、血のつながりを持たない高齢者とのコミュニケーションにも拡張して転用され、いわば擬似的親族関係を持つかのように、相手に

「おじいさん」「おばあさん」という呼称を用いることで、社会的結びつきを保とうとするのだろう。

　こうした現象は、特に日本だけに固有なわけではなく、世界各地で広く存在する習慣であるとされている。ただし欧米をはじめとして近代個人主義の風潮が強い文化圏では、実際の祖父母でない人物を、おじいちゃん・おばあちゃん呼ばわりする風習は見られない――こう書くと、高齢者施設で働く人のなかにも、「私たちは『おじいちゃん、おくすりですよ』なんて言葉づかいは、使わないようにしています」と、私の指摘に反応される方がいらっしゃるかもしれない。

　なるほど、その通りである。さすがに高齢者問題が盛んに議論されるようになった昨今では、「赤ちゃんことば」の使用はかなり控えられるようになってきたようだ。ただし、赤ちゃんことばは用いられなくとも、育児語のほうは依然として頻繁に話されているのが、実情である。双方は、必ずしも同一のものではないのだ。

　赤ちゃんことばとは、食物をマンマ、自動車をブーブーという具合に、乳幼児に特有の語法を大人がなぞって話す行為を指す。これは必ずしも、文化を問わず普遍的な習慣とは限らない。言語圏によっては、大人が、生まれた直後の赤ちゃんに向かってすら、大人が用いることば使いによってのみ話しかけるのが当たり前の文化もある。ただしその場合でも、親の口調を分析してみると、やはり声の高さは普段より上昇しているし、抑揚は大げさになっている。赤ちゃんことばは使われてなくとも、育児語によってコミュニケーションをとろうとしていることがわかる。

これとまったく同じことが、高齢者に向けての語りにもあてはまるのである。「おじいちゃん」と呼びかけたり、「おくすり」と幼児ぶった用語の使用は控えられているかもしれないが、話し口調のトーン自体は育児語そのものである場合を、極めて頻繁に見うける。だから一部の専門家による、「ベビートークの二次的な転用現象」という命名は、厳密には事態を正確に表現していないことになる。

赤ちゃんことばを用いるのは、かなりの程度に話し手の自覚にもとづいた行為に違いない。だが、本人も自覚しないふるまいに、「相手が老人だから」という意識は表されているし、たとえ赤ちゃんことばを使わなくとも、育児語で話しかければそれだけで、高齢者に老いを内面化させる効果が、十分に達成されることとなるのだ。

子どもへの育児語使用は学習されねばならない

では、どうして本来は幼児に対して使われるべき育児語が、そんなにしばしば高齢者に向けて使われるのだろうか？　しかも相手に不快感を与えるばかりなのに……ここ数年、この問題を私は考えてきたのだが、最近になって、解答の糸口となるような知見を見つけ出したので、紹介しようと思う。

答えを得るためには、そもそも育児語がどうして文化の違いを問わず、世界各地であまねく見られるのかを考える必要がある。広域に流布している事実は、高齢者はさておき、子どもにとってはこの語り口調が何らかの利点を持っていると想定せざるを得ないだろう。

どういう効果があるかは、すでに明らかとなっている。幼い子とりわけ赤ちゃんは、少し高いトーンで抑揚の聞いた声を耳にすると、そちらにより注意を向ける傾向を持っている。また、そういう語りを好むことが知られているのだ。

私たちの世界は、各種多様な音にあふれている。大人のほうは随意に、音の洪水のなかから聞きたいものだけを取捨選択できるが、赤ちゃんのほうはそうはいかない。いわば途方にくれている時に、育児語で接してくれればそれに反応し、まさに話しかける当の人が自分の世話をしてくれる人だとわかれば、よりそちらのほうへ関心の的をしぼるようになる。育児語が養育者と子とのあいだのコミュニケーション回路を維持するという、大切な役目をになっていることがわかってきた。

赤ちゃんの育児語を好む傾向は経験を通して形成されるものではないらしい。出産後すぐの新生児でも、育児語に強い反応を示すことがすでに確認されている。母親が耳が聞こえないために音声言語を話さず、それゆえ胎児期におかあさんのことばを声として聞くことのなかった、自身は耳の聞こえる新生児も、例外に漏《も》れない。つまり、育児語に興味を示す一種の習性を、ヒトの子どもは本能として付与されていると考えられている。

本能であるからこそ、育児語は文化にかかわらず普遍的に存在するのである。しかしながら、この事実が明らかになったことで、大人が子に向けて話すことばの特徴の重要性への認識が広まった一方で、実は専門家を含めた多くの人間を大きな誤解へと導くことになってしまった。

私もまた誤解していた一人なのだが、育児語が本能に裏づけられた行動であるという了解から、「それを話す」行為もまた経験抜きに本能的になされるものだと、短絡的にみなした。聞く側が本能なのだから、語るほうだって無条件に実践可能なのであるという思い込みができてしまったのだ。

実際に調べてみると、そうではないことがすぐに判明する。成人に試みに子どもに話をさせてみると、口調が変化しない場合が往々に見られるのである。さらに、どういう人が育児語を使わないかというと、一定のパターンがあることもわかった。子どもとのつき合いの経験のとぼしい大人に、もっとも多く出現するのである。

たとえば、ひとりっ子のようにきょうだいとの交渉を経ずに、核家族内で両親と暮らすな

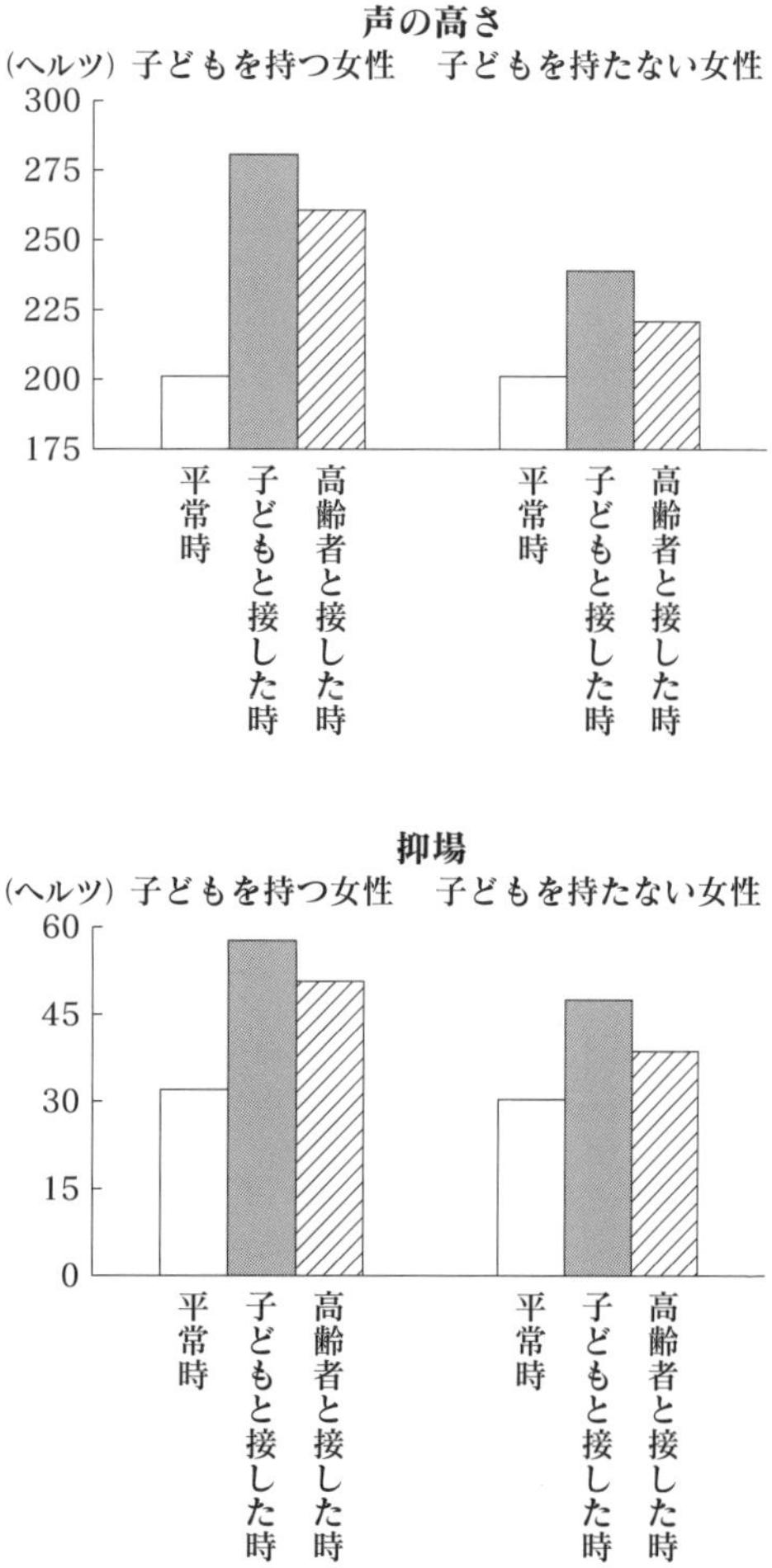

図17 子どもを持つ女性と持たない女性の育児語の比較

かで成人した女性で、結婚したもののまだ子どもを産んでいないケースと、出産と育児の経験を有するケースとでくらべてみた。子どもや高齢者と接したときに話し方がどう変わるかを調べると、図17のような結果となった。育児語の出かた（声の高さと抑揚の変化の程度）は、子どもを持つ女性のほうが圧倒的に大きかったのである。

図のグラフから、未経産でも程度は低くとも、ともかく話し方が変わっているじゃないかと、反論されるかもしれない。なるほどグラフのバーの長さだけに着目するとそう見えるだろうが、このことは未経産の女性一〇人の値をもとに算出した平均値であることに留意する必要がある。

未経産のグループ内には個人差があって、実質的に育児語にならなかった者が、四人含まれている。他方、経産のあるグループでは、それに該当する人は一人もいない。むろん、ひとりっ子で育ったのちに、他の場所で子どもとの経験を積んだ女性がいたとしても、決して驚くことではないだろう。成人するまでの経験をそこまで厳密にコントロールすることが困難な以上、平均値をはじき出すと、幼児や高齢者に対する語りが高さと抑揚の両方で成人に対する時より顕著になるのは、それゆえ不可避といえる。ただ不可避であっても、明確に子育てをしたことのある女性よりは、育児語が不明瞭であることのほうこそ、注目に値する。

なるほど子どものほうには、育児語を好む本能があるのはまちがいないものの、だからといって大人も自動的に子どもに好まれるべく、話し方を合わすわけではないらしい。子どもとつき合ううちに、彼らの「好み」に「気づいて」、語り口を調整することを学ばなければならないと考えられるのだ。

学習された育児語の使用法の拡張

もっとも本書のテーマにとって重要なのは、育児語を子どもに話すことが、経験抜きではむずかしいという知見そのものではない。注目しなくてはならないのは図17の二つのグラフの、それぞれ右端のバーが示す高齢者への語りでの声の高さと抑揚の程度が、やはり子育てをしたことのある女性で、したことのない女性を上回るという事実である。

念のため、各個人ごとに幼児と高齢者に接する場面での口調の特徴が、どれぐらい相関しているかを調べてみたのだが、図18である。ここでは他の同年齢の女性と会話をしたときの話し声を基準にとって、子どもと話した場面での声の高さ、あるいは抑揚の増加分を横軸に、高齢者向けの際の増加分を縦軸とする平面上に被調査者ひとりひとりのデータがプロットされている。すると見事に正の相関を示す。

くり返し書くが、育児語は子どもに向けられる限りは、大人とのコミュニケーションに良い作用を及ぼす。だから話し方を子育てを介して変えるのは、いわば育児の熟達と表現しても一向にさし支えないかもしれない。けれども高齢者には、害多くして利少ないらしい。それにもかかわらず、子育ての技術がうまくなるにつれて、高齢者のコミュニケーションにとっては弊害になる技法まで、習得されてしまうというジレンマがあるらしい。

育児をすることで、子どもに向けての話し方が変わるというのは、容易に想像できよう。

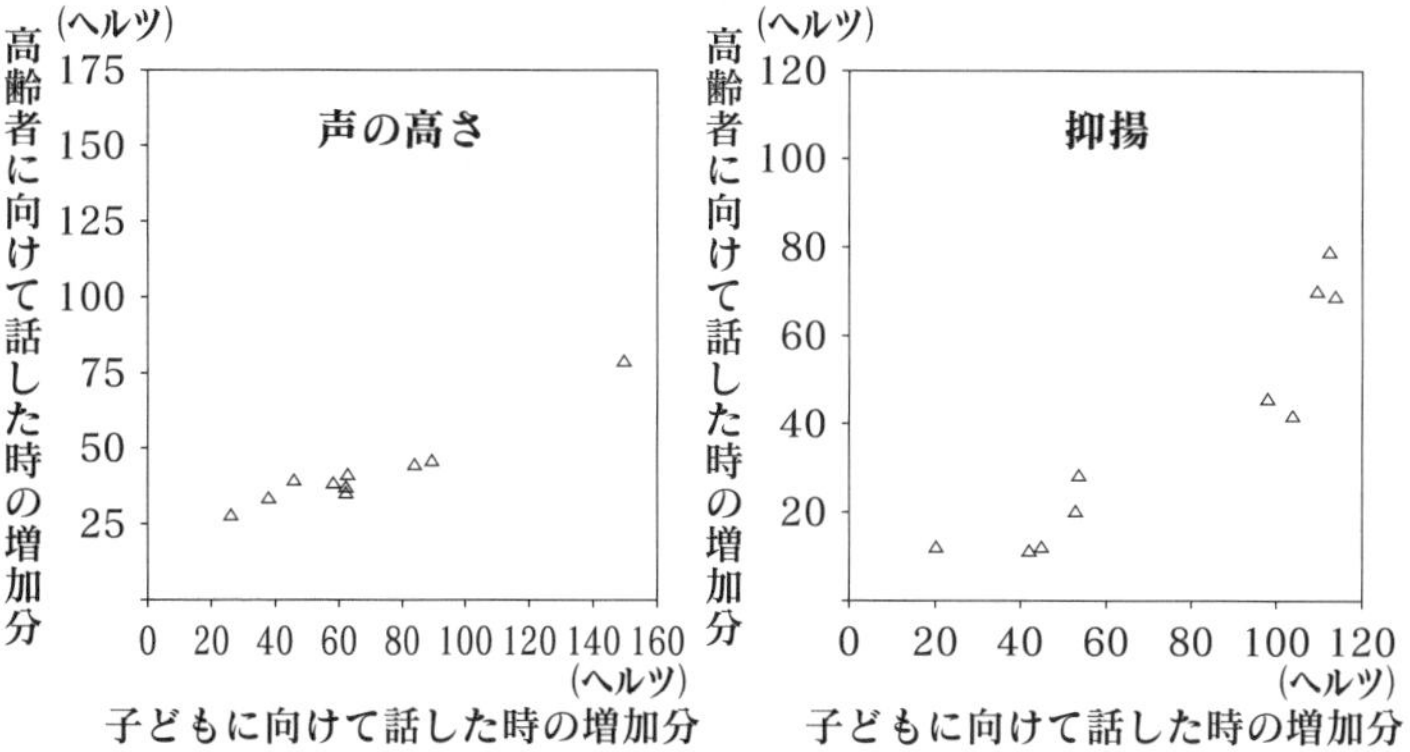

図18　子どもを持つ女性が子どもに向けて話した時と高齢者に向けて話した時の平常時に比べての声の高さと抑揚の増加の関係

だが、どうして高齢者への語りまで変容するのだろうか？

いったん育児語を話すことを憶えると、その使用が高齢者との交渉の場にまで、拡張されてしまうことに起因している。ではどうして拡張が生ずるのかというと、それは育児語のマスターが、本人の自覚を伴わずに成立していることと、やはり深く関係している。

当事者が自ら気づくことのないまま、声のトーンを上げたり、抑揚を誇張したりしているということは、一連の行動の習熟もまた、ひと知れず進行していくことを意味している。私たちは今や、育児語の特徴や、それに対して乳幼児が強い反応を示す傾向を認識している。しかし育児語を使う当事者のほうは、「あ、この子はこうして声の調子を変えるとより敏感に反応する」とか、何か理知的な判断にもとづいて、話し方の「秘訣」をマスターするわけではないことに留意しなくてはならない。「秘訣」というより「コツ」のような形で習得はなされる、と表現すべきなのかもしれない。たとえば、子どもの時分に自転車に乗る練習をしたのを、思い返してみよう。くり返し乗っては失敗することを経て、やがて「あっ」という瞬間が訪れる。車上でバランスを保つ方法が、飲み込めた瞬間である。

けれど面白いことに、自分が(自転車を乗る)「コツ」を飲み込んだからといって、それを他人に伝えるのはほとんど不可能に近い。なぜかというと、「コツ」は理屈で理解した産物でなく、からだで覚えた、いわば体得した知識だからである。

育児語を話すようになるのも、ほとんど似たような過程を踏んで進行するのではないか。生まれて初めて子どもという存在と直面した大人はだれであれ、当惑を隠し切れない。我が子を産んだばかりの母親も、例外ではない。赤ん坊は今までつき合ってきた他人の範疇から、うんとはずれた人間である。どう対処していいのか、途方に暮れる。

途方に暮れつつもおずおずと働きかける。何がしかの反応が返ってきて、こちら側にフィードバックされる――このサイクルが連続するなかで、「ははん、こうやってやればいいんだ」とつき合い方のコツは了解される。だが具体的に自分が、己れの行為をどう調整したかは、理知的にはわかっていないままなのだ。

以上のように長々と紙面を費やすと、何かおそろしく大層な内容を学習しているように感ぜられるかもしれないが、本当はたいしたことではない。だれでもすぐにマスターできるし、まだごくごく近年までは、子どもとの経験抜きに社会化し日々を暮らす大人が出現するなんて、だれも予想だにしなかった事態だろう。だからこそ本能の形式をとって育児語を話す行動が、ヒトに遺伝的に備わる必要が生じてこなかった。

だいいち、本能として付与されると、杓子定規になってかえって不便もおきることとなる。時には子どもにきびしく声を荒げて叱るのも、大人の役目である。語りの口調には、TPOによるメリハリが肝心である。それには、経験を積むのがいちばんの近道というものだろう。TPOをわきまえて用いたほうが、都合が良いのは当然の話である。だが、そのわきまえ方を大人は決して理屈で習得するのではなく、やはり体得する。使うべき状況と対象について、経験的にからだで覚えてゆくと表現できるかもしれない。「おとなの積極的な助力が必要な場面とはどういうときか」についての、適切な状況把握の抽象化されたノウハウが習得されるのである。

そしてまさに、抽象化されたノウハウにもとづくからこそ、育児語は高齢者に対しても転用されるのではないか？　年とった人に接して、「自分が助力をしなくては、手助けをしなくては」と感じるや、思わず知らずのうちに声の調子が上昇し、抑揚が大げさになってしまうのだと、考えられる。

老人はなぜ進化したか

それゆえ相手に不快感を植えつけると了解したところで、高齢者に対して育児語を使わないでいるのは、なかなかむずかしい。

加えて、かつては同じように話しかけられても、今日のように「子ども扱いして」と反発を招かなかったのが、時代と共に事態は劇的に悪化してきたことも、大きな要因として斟酌《しんしゃく》しなくてはならないように思われる。以前なら、年寄りと馬鹿にするととられることのない、正当な根拠が存在していたと推測されるのだ。その根拠は、高齢者というものが人類社会において元来、どういう役割を求められていたかということと、密接に関連している。

そもそも動物界を見回してみると、いわゆる高齢者に当たる高齢の個体は実は、なかなか他の種では見つけがたいことに気づく。ヒトの近縁である霊長類に対象を限ってみると、他に五〇歳を越えて生きる動物というのは類人猿のわずかをのぞいて、まず見当たらない。

しかしヒトは、ただ寿命が長いというだけではない。通常の誕生から死に至るまでの絶対的な時間の長さならば、霊長類以外にまで枠を拡げると、もっと長命な種を見かけることは、さしてむずかしくない。けれどヒトは、「必要以上」に相対的に長い寿命を持つ点では、たいへんユニークと言わなくてはならない。

「必要以上」の「必要」とは何かというと、繁殖を指している。生物というのは、子孫を残すために繁殖することを必須の任務として背負っている。それなのにヒトは、後世に遺伝子を伝える「必要な」役目を終えたにもかかわらず、なお生き続ける。この点で他の動物と一線を画している。

図19からも、このことが裏付けられている。ここには霊長類のうちのニホンザルの仲間の総称であるマカク（マカク属と呼ばれる分類項に属するサル）と類人猿二種のメス、およびヒトの女性の一生の過程が概略して図式化されている。総じて系統的にヒトに近いほど、長生きになっていることがうかがえよう。けれども四種のなかで、ヒトの女性の長生きぶりは突出している。

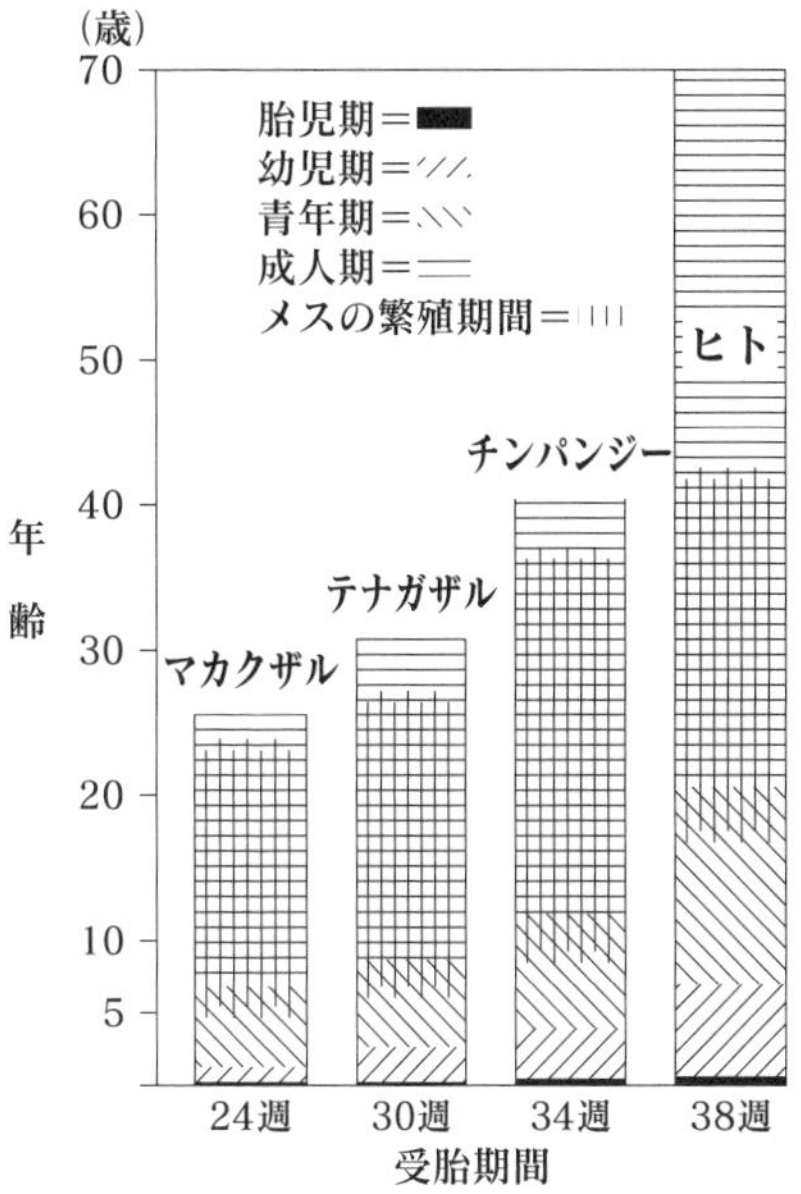

図19　ヒトの女性と他の霊長類のメスの一生の比較

ちなみに図で、ヒトの寿命が七〇とされているのは、少し過大評価のきらいがあるという意見が出るかもしれない。なるほど最近でこそ、七〇歳の高齢者は全然珍しくなくなったものの、かつては「人生五〇年」とうたわれていた。

だが、よく調べてみると昔にヒトが、今より短命であったのは、乳児期の死亡率が極端に高かったことが主たる要因として、作用していることがわかることだろう。そこを乗り越え、戦争がなくかつ女性でお産を無事に済ませれば、やはり七〇歳まで生きることはさして、稀《け》有《う》なことではなかった。

しかもヒトの女性を他の霊長類と比べてみて、人生のどの段階が特に延長したかというと、繁殖を終えたのち、つまり閉経以降の期間が類を見ないほど長くなったことに、気づくはずである。

むろん男性にも、同じ傾向が見られるのは言うまでもない。ヒトでは今では概して、男性のほうが女性より短命であるものの、やはり繁殖をすませてなお長く生きる（第二次大戦までの日本を含め、以前は男が女より長命なのが世界的にみてふつうであった。それは出産前後の事故死がかつては、大変多かったことに起因している）。図19で、ヒトの女性を他の霊長類のメスと比べてあるのは、男性（オス）で繁殖の停止を特定することが、メスの閉経のように、それと認めにくいからにすぎない。

一般に子孫を残す役目を終えた生物というのは、集団のなかで無用の長物のはずである。だからヒト以外の霊長類で、閉経後の早い時期にメスの寿命がつきるのは、たいへん納得のいく話ともいえる。むしろ、子どもをつくり終えたのに生き延びるヒトのほうこそ、変わっている。

繁殖停止後の延命とぼけの誕生

ただし図19からも見てとれるように、サルのメスだって閉経後、直ちに死んでしまうわけではない。閉経に至るまでに病死するメスもかなりの数にのぼるものの、逆に長命な個体も見出せる。むろん長命といっても、数年の間を排卵を停止して生きるにすぎないが、飼育下でも野生下でも、生殖能力を失ってなお、生きていることが確かめられている。

オスも例外ではない。ヒト以外の霊長類の多く、たとえばニホンザルやチンパンジーでは、メスは不特定多数のオスと交尾するため、子どもの父親を特定するのが以前は困難であった。それが近年、DNA分析によって集団内の父子関係の判定が可能になってみると、やはりある年齢段階に達したオスは、もはや子どもを残していない事実が明らかとなってきた。いわゆるリーダーと呼ばれるような、集団内の順位の高いオスも例に漏れない。

ある年齢段階とは、ニホンザルだとおよそ二〇歳ぐらいがこれに該当する。そして、それを越えた個体とは、前章で「老齢ザル」と総称してきたのと、まさに符合する。だから要するに、繁殖能力の喪失こそ高齢期の開始に対応し、ニホンザルではそれがぼけのはじまりの時期に当たるのだ。

生物として本来的とおぼしき機能を果たし終えたサルで、イメージ操作を必要とする学習ができないという加齢変化が起こってきていると考えられよう。もっともサルでは、問題の時期が死にいたる、数年間にとどまっているけれども、ヒトは彼らよりはるかに長く、以後の時期を生きる。その分、同じ変化でも影響は、はるかに大きなものとなってくる――こう考えてくると、老人ぼけの誕生には、ヒト特有の生活史の進化と、不可分に結びついた側面があることを、無視できないように思えてくる。

老人ぼけがどうして起こるのかを考えるためには、ヒトのみで男も女も子どもを作らなくなって、なぜ生き続けるべく進化したのかを考察することが、大きな一つの鍵となってくる。

狩猟採集生活と高齢者

実際に、このような問題意識にもとづいて、アフリカの狩猟採集民の生活様式を分析してみた自然人類学者の報告が最近、公刊された。アメリカのユタ大学のグループが、タンザニアで三年以上にわたり、詳細なフィールド調査をおこなった結果を発表したのだった。なぜ狩猟採集民を対象として取り上げたかというと、ほかでもない、ヒトの祖先はかつて類人猿の祖先から分岐したのち、この生活形態を営むことから出発した。だからもし高齢者の本来の社会の中での地位を知ろうとすれば、ここへ戻るべきではと考えたからである。

家族構成として祖父母、夫・妻、子どもの三世代同居で、子どもが乳幼児（弟や妹）を育てる手伝いをする家族を選んで、調査された。研究者たちは彼らの日々の暮らしのなかの営みを、

①家の外での食糧調達、

②家の中での調理、

③洗濯・そうじに代表される、いわゆるハウスキーピング、

④家具、道具や衣服の製作・修理

の四項目に分類し、おのおのの作業に家族のどのメンバーが、どの程度に貢献するかを詳細に調べたのだった。

なお①の食糧調達は、狩猟と採集とに分け、子どもについては年齢に応じて、思春期以降と思春期前とに分けて分析がおこなわれた。

すると図20のような結果に、まとめられた。狩りで食べ物を確保するのはもっぱら男性の役目なのだが、主役は、第二世代にあたる夫がいちばん軸となって働いている。一方、採集

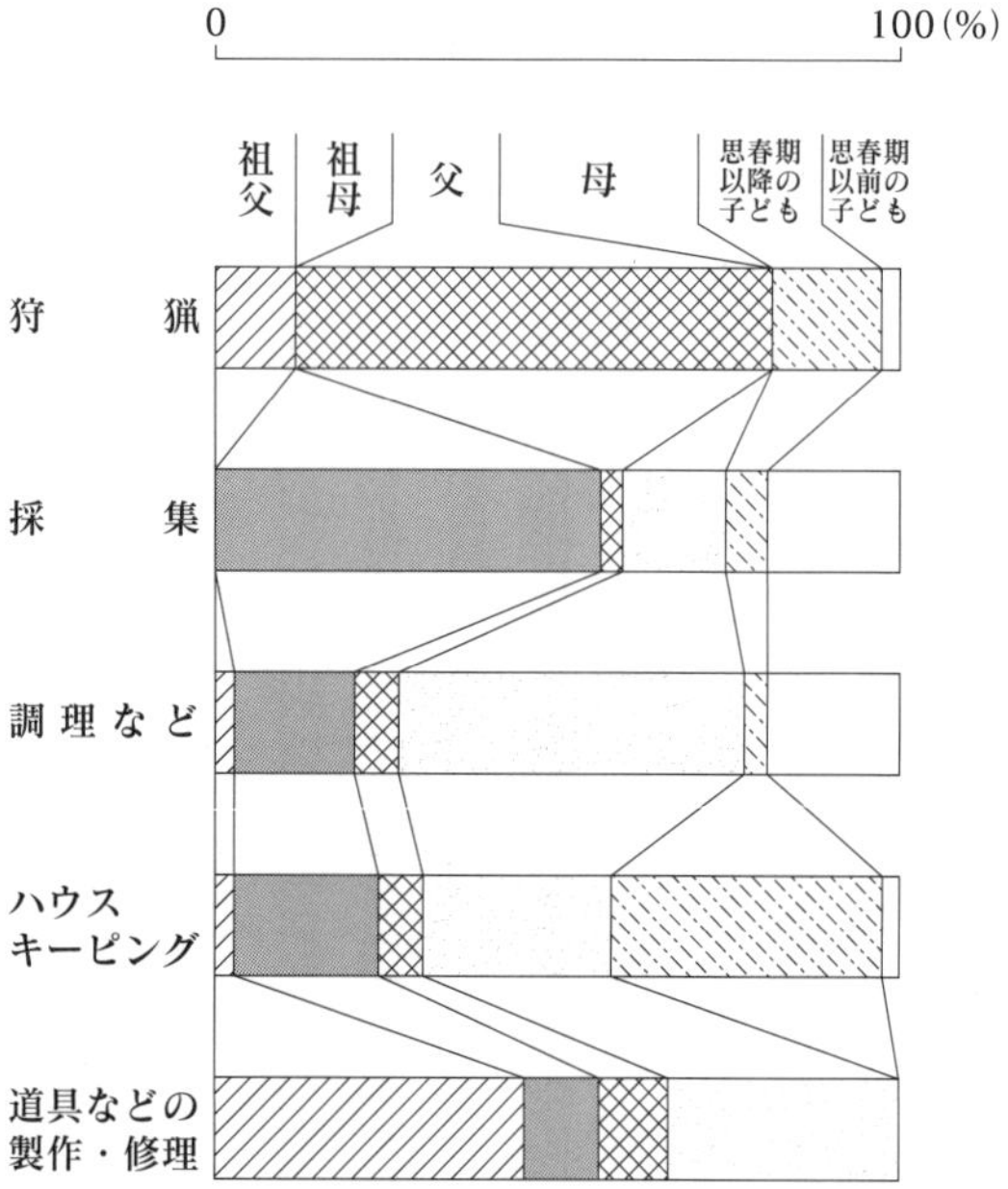

図20　狩猟採集民における家族の役割分担

による食糧確保はというと、夫のパートナーたる妻が中心となっていない。むしろ祖母にあたる高齢者女性が、採集の中心的な役割をになっているのだ。

それでは妻は主として何をしているのかというと、④の家具・道具・衣服の製作・修理を祖父世代の高齢者男性と共に、分担している。それから調理に、かなり関わっている。調理には自分の子ども、とりわけ思春期以前の比較的年少の者たちの関与が目立つ。他方、思春期に達した子どもたちはというと、もっぱらハウスキーピングを担当している。

ざっと概観しただけでも、非常に家庭内でメンバーごとに仕事が分化していることが、おわかりいただけたことだろう。なかでも注目すべきなのは、家の外でする作業を、大人の男では夫がになうのに対し、女では祖母が実行し、妻と祖父が家事にたずさわるという点であろう。

周知のとおり、ヒトの子どもは発育に長い時間を要する。長い時間をかけることによって初めて、さまざまな文化的諸条件を学習するための基盤ができ上がったと言われている。かたや狩猟・採集の生活では、食糧の十分な確保が生半可ではできない。子育てに時間をかけたいが、時間をとられると一家が食べていけなくなるというジレンマに陥る。それを解消するために、高齢者に十分な活躍の場が与えられることとなったと考えられる。

採集という行為は、さして体力を必要としない。ただし自分の家を離れて遠距離まで出かけなければならないので、子連れではむずかしい。そこで家の中の第一世代の女性、つまり家の子にとっては祖母にあたる人物が分担することとなる。

一方、狩猟のほうは壮年でないとできないので、高齢者には遂行不可能である。ただし狩猟のための道具の整備が不可欠であるが、こちらのほうは長年の経験を必要とするものの、年をとっても、十分におこなえる。そこで祖父が家でもこれにもっぱら従事するようになったと考えられる。

こうして祖父も祖母も、繁殖を終了したのちも働くことによって、立派に家族の生活維持に貢献していたのである。

農耕生活の開始と高齢者の生活の変化

だが、このような生活形態は、人類が農耕を始めるやいなや、変化の兆しをみせ始める。まず、生産力が増大したことを指摘しなくてはならないだろう。生きてゆくのがかつかつの生活ではなくなった。また食糧確保のために女性に求められる要件も違ってくる。農耕のほうが、採集よりも体力を求められるのに対し、一日中家を離れて暮らす必要に迫られなくなった。高年齢の者より、壮年のほうが効率が良い。子を家においていても、家から遠い地域にある農地さえ夫が担当しさえすれば、近距離にある農地と家とを日に何度か往復することで、妻が働くほうが多くの仕事をこなせる事態になった。

つまり、夫と妻が家の外で食糧調達(農耕)のために労働し、高齢者の男女は家の中をきりもりする生活形態へと移行したのである。家の中のきりもりには、子育ても含まれている。図21は、図20に示した狩猟採集民のデータに準じて、私が和歌山県の農村部で調査した結果である。一つの家族のなかで世代の異なる夫婦が、お互いに生活を分担していることが明確となっている。

われわれはややもすると、家庭の妻というのは主婦として、家事を切り盛りし、また母親として当然のごとく子育てをおこなうものだと考えがちである。しかし実のところ、文明が成立して以降、子どもが主に自分の親によって養育されてきた時代というのは、つい最近の出来事だったのかもしれない。よほど経済的に余裕のない限り、壮年の女性が育児にたずさわることは、許容されなかった。おばあちゃん子、おじいちゃん子というほうが、むしろふつうだった。

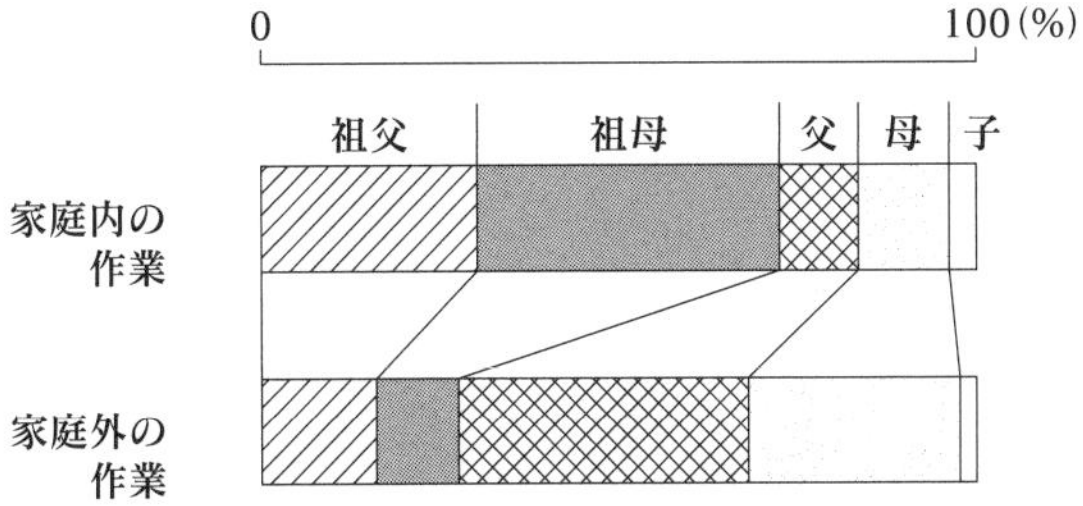

図21　日本の農村における三世代同居の家族の役割分担

少なくとも日本では産業構造が変化し、ホワイトカラーが創出される以前の家庭、とりわけ第一次産業に従事する家では、子は祖父母に養われていた。そのような環境下では、高齢者に向かって子の父母が育児語で語りかけ、あるいは赤ちゃんことばを用いても、聞く側は個人の尊厳をそこなうことには結びつかなかったろう。

高齢者には「自分たちが家を守っている」という意識がしっかりと自覚されていた。子どもを健康に育てるのが、そのなかでの最大の任務だろう。子と一体となったアイデンティティーが生まれている。自分自身が孫に対し、「おじいちゃんはね」「おばあちゃんは……」と育児語で語りかけていることだろう。

そこへ働き終えた夫婦が、帰ってくる。「おじいちゃん、ただいま」と声の調子が高くかつ抑揚をつけてあいさつをしたところで、高齢者のほうは決して年寄り扱いと傷つくことにはならなかった。

「育幼」と「養老」

有史以来、人類がどのように育児をおこなってきたのかということをつぶさに記録した文書というのは、驚くほどとぼしい。それは日本でも同様であるものの、例外として一九世紀に書き記された滝沢馬琴と、桑名藩の下級武士である渡辺平太夫の日記をあげることができる。

馬琴は、『南総里見八犬伝』を執筆する一方で、毎日の家のなかで起こったことを詳細な日記に書き残しているが、それを読むと孫の養育のイニシアティヴを彼自身がとりしきっていたことがうかがえる。特に興味をひくのは、子どもが病気に罹患《りかん》した時の対応である。当時、幼少期の子どもにとって命とりになるおそれのある最大の脅威は感染性の疾患のなかでも、だれでも一度はかかる疱瘡《ほうそう》をどう切り抜けるかが、大きな課題であったといわれている。一八三一年（天保二年）二月八日の記録に、馬琴の嫡男《ちゃくなん》である宗伯の長女のお次《つぎ》が、誕生まもなく疱瘡《ほうそう》の様子であると書かれているのを見出すことができる。以後、彼が看病の一切を指揮し、仔細にわたり家族が分担して実行するさまがつづられている。

お次熱気《ねつき》、今朝は大かた退く。然《しか》ル処、疱瘡之様子にて、面部《めんぶ》并《ならび》に頭中に少つ見え候間、ひやし不申様、おミちへ申付おく。〈中略〉お次疱瘡寺、小石川馬場近所、根岸伊三郎殿へ罷越《まかりこし》、右寺札受候様、清右衛門へ申付、且《かつ》、あかねもめん一丈《じょう》かひ取、お次つき上《うわ》きぬづきん等、おさきにぬはせ、持参いたし候様申付。……

この日、六五歳の馬琴は二日前から熱っぽかった孫のお次の吹き出物をつぶさに検討し、疱瘡と判断する。ただちに嫁のお路に、冷やさぬように言いつけ、同時にお守り札を取りにやらせ、さらに木綿の布を買ってこさせて、疱瘡用の頭巾をぬって持ってくるように命じていることがわかる。念のため書きそえておくと、馬琴の長男の宗伯は、医師である。それでも祖父がすべてを指図していることには、注目すべきだろう。

翌日には、妻に他のお守りと護符をもらいに行かせ、かつ為朝《ためとも》の赤絵を買ってこさせている。そして家に疱瘡神を祀《まつ》り、この守り札を貼って供《そな》え物を捧げ、赤絵を飾る。

このちお次の病気は、馬琴の努力のかいあって、順調に回復する。だが一〇日して、今度は三歳になる嫡孫の太郎が発熱、発疹を出し、感染したことが明らかとなる。馬琴は再び、頭巾を縫わせ、お札をとって来て、お次の際と同じ要領で、疱瘡神を祀る。

太郎の症状も無事におさまるや、疱瘡仕上げの「ささ湯」の祭りというものを催し、見舞いに来てくれた一軒一軒に、自らお礼に歩き、またお礼参りも欠かせていない。参詣先も神田明神、滝沢家の菩提寺その他、五指を越えている。

また渡辺平太夫の日記をみても、祖父である彼がまさに文字通り「肌身離さず」つきっきりで孫の看病にあたるさまがかかれている。天保一三年一〇月十一日、六歳の孫の鐐之助の発熱にあたり、五五歳の平太夫は疱瘡ではと案じはじめる。翌々日、熱でぐずる孫が、「六ツ過になるとおじゐさと寝よう、おじゐさねなへと云故《いうゆえ》抱いて寝る」。十四日に「ローソクの日にて顔手足を見る。少しずつほうそうらしく赤く見へる」と記す。

幸いにして一週間後には、「昨日が峠と見へ、今日大に元気よし」という状態にまで回復し、次の日には「ささ湯」をやり、発熱から二週間してかさぶたも落ちた、とある。同日、平太夫は孫と共に入浴し、全身の「ほうそうの出かた」を一つ一つ数える。

ほうそうの出かた。けし(頭頂)の中に四つ五つ、頂に五十斗《と》、額に四十五六、鼻の真中に二つ、小鼻に一つ、口の周りに十斗、眼の上に三つ四つずつ、頬に五つ六つずつ、ゑりに四つ五つずつ、右の目の玉白眼に一つ、あごに一つ、左の乳の上に一つ、肩より背中尻っぺたまで卅斗《さんじゅう》、両腕より指まで四五十ずつ、掌《てのひら》に二つ、指の腹に三つ斗、小腹に二つ三つ、肢より足の先まで左右共四五十程ずつ、足の裏に二つ三つ、先のそ右の通也。

むろん病気のときばかりではない。日ごろより、孫と一緒に凧《たこ》をあげたり、寝床で昔話をせがまれたりするさまが、日記にはつぶさに記録されている。嫁の実家の祖父が病にたおれると、一緒に見舞いに出かけている。弘化元（一八四四）年八月二五日の頃には、「上元年、部屋敷お爺さん大病、鐐をつれ見舞に行候処、七ツ過落命《すぎらくめい》」とある。孫は祖父と、母方の祖父の死を見守ったのである。

やがて鐐之助は成長をとげ、「七ツ八ツは悪たれ盛りと云えども、この節猶《せつなお》にくまれ口をきく。お婆も持てあます」状態にまでなる。そして嘉永元（一九四八年）三月四日、「愛宕の貸座敷へ若手風呂立て、入りに行候よし。鐐之助も昼より行候よし」と書いたのち、平太夫は倒れた。その死をみとった鐐之助は十三歳。この祖父の日記は、孫の発育記録にもなっていることに注目いただきたい。平太夫の死因はどうやら脳卒中であったらしい。

医学史家である立川昭二は『江戸　老いの文化』のなかで平太夫について、彼の晩年を「豊かな老年」と評し、豊かさに恵まれたのは孫の養育という機会を持ったからこそ可能だったのではと、論じている。貝原益軒の『養生訓』にある「育幼」と「養老」という題の章をひきあいに出して、双方に相補的な関係があることを指摘しているが、まさに老を養うとは幼を育することと、ほぼ同義であると言えることが、二つの日記からうかがえる。

高齢者の領分としての子育て

滝沢馬琴や渡辺平太夫が生きたのは、人類史全体のなかでみれば、きわめて現代に近いほど生産力の増大した時代の、しかも都市でのことであった。高齢者が家事や生業を分担することから解放されはじめた時期にあたる。隠居ということばができ、馬琴も平太夫もまさに隠居の身であった。

江戸期には、「老入《おいいれ》」という表現がよく用いられたという。老境に入ったことを表し、「いい老入」とはいま風に書けば、子どもも出来がよく孫も健康で家内が繁栄した幸せな老後というぐらいのニュアンスを持つのであろう。若い頃に苦労しても、質素倹約に努め、そして家族に囲まれ、好きなことをして暮らす「いい老入」を送るのが、当時の都市生活者の理想とされていた。むろん馬琴も平太夫も、かなりそうした理想に近い老年期の暮らしを送った高齢者といえるのかもしれない。

その意味では、江戸時代には今日の高齢者の生活スタイルにかなり接近した形がすでにできあがってきていたことがうかがえるのだ。ただ、それでも現代と非常に違うのは、当時の「隠居老人」には、ここ一番という時には自分が出ていって、イニシアティヴを取り、家族のメンバーを動員するという機会が少なくなかった点である。とりわけ乳幼児の養育という点に大きな裁量権を所有していた点が印象的である。人類が誕生して以来の高齢者の役割としての子育てが、江戸時代においても高齢者の「領分」であったのだ。

むろん、当時も今と同じく、体や心の老いは年とともに進行していったことだろう。けれど子育てをおこなう分には、さして支障とならない。むしろ高齢者のほうが好都合なことも多々あるに違いない。

たとえば、さっき言ったことを忘れ、結果としてくり返し同じ科白《せりふ》をはくことに――蘭学者の杉田玄白も八四歳の時に、「近き頃は同じ咄《はなし》を幾度もして人に笑れ、甚《はなは》だしきは身に持し物を忘れて尋《たずね》る事有り」と嘆いているが――さえ気にせず、同じ物語を何度も話してきかすならば、子とのつき合いの上では壮年の人間より好都合かもしれない。育児に必要なのは、何よりも辛抱つよく相手に接することだが、この点、高齢者はもっとも資質に恵まれた教育係ともみなせよう。

玄白も老いて、他の大人には嘲笑を受けたかもしれないが、子ども(孫)のほうは受容したことだろう。まして歩くこともままならなくなる過程は、子どもが成長をとげる過程と平行線をたどる。衰えた高齢者を看取り介護するのは、今までその高齢者に養育を受けてきた、子どもの役目になるのである。

あるいは人の加齢（老化）していく様子を身近に直面することは、子どもにとってひとつの教育の意義を持つかもしれない。壮年期までの疾病と異なり、高齢者の病はいずれは死をもって終わる。子どもは介護にたずさわるなかで、「死」とはどういうものか、自分を愛してくれた祖父母からの最後の身をもった教えとして、学ぶとも考えられるのではないだろうか。

核家族化による高齢者の孤立

誤解のないようにつけ加えておけば、かつては家族は、必ずしも血のつながった者どうしで構成されているとは限らなかった。すなわち、親子といったところで夫婦のあいだに実際に生まれた子でない場合が珍しくなく、養子はごく当たり前の制度として定着していた。子が多すぎると判断すれば、他家に出す。反対に、家内が繁栄して、さあ「老入《おいいれ》」という時分に高齢者が自分の領分である養育をなすために、あえて他家から養子をとることも日常的におこなわれていた。コミュニティーのなかで、高齢者の地位を保つために、家族の枠組みには柔軟性があった。

そうした長年にわたる人類が培ってきた伝統を根底からくつがえしたのが、産業構造の近代化とそれに伴う核家族の創出だった。家事と収入を得る場が分離し、一般に夫は職場へ働きに出て、妻が家庭を守るようになった。そのため育児は家事の一部として、妻がもっぱら担当することとなり、育児と「育幼」に高齢者のかかわる余地が失われる。

あげくのはてに、少子化の波がおそってきた。自分たちの子だけを養育するのはもちろんのこと、少人数の子に夫婦が集約的に投資する育児スタイルが生まれる。いったん自分の子どもが家庭をもち、子ども(孫)をもつと、高齢者にとって、その家族のために果たすべき役割が何なのか不明瞭になってしまった。やがて子ども扱いされ邪魔扱いされ、ひたすら世話を受けるだけの身となってしまっている。

本来なら、たとえ介護を受けるにせよ、それは他者（子ども）の「育幼」への貢献に見合う対価としてのものであり、「互恵性」が存在した。それが一方的に面倒をかける立場へ転落し、子ども扱いに近い待遇を受ける。こうした背景が、老人ぼけを現代社会でますます増幅させ、みにくいものとみなすようになってきていることを、忘れてはならない。

5 高齢者介護の問題点

家族をめぐる二つの誤解

子育てに関し、二〇世紀の日本では二つの大きな思い違いが「常識」として確立してしまったと思う。ひとつは、子どもが生まれたのち、養育を担当するのはもっぱらその親であるのが当然という思い込み。歴史的に振りかえると、実際のところは、親になったばかりの夫婦というのは、むしろ見習いの期間中とみなしたほうが、いいかもしれないのだ。

育児とは、子どもができたからといって、さあすぐにできるという作業では決してない。技術の習得を要する。では以前は、どのように学んでいたかというと、自分たちの親、すなわち子にとっての祖父母がなすことに接する過程で、どうすればいいのかの見聞を広めていったのだった。子の扱い方を教える役割を祖父母がになっていたからこそ、繁殖を終えたのちも人類の男女は、存命を永らえることとなってきたといういきさつがある。

もうひとつは、家族を構成するメンバーは、互いに血のつながりがなくてはならないというう誤った考え方といえるだろう。本来は、生計をいとなむ単位としてなるたけ効率の良いメンバー構成であるように、別の家族とのあいだで養子縁組みなどが頻繁におこなわれていた。それが産業構造の変化と核家族・少子化のなかで、血縁重視の姿勢にどんどん傾斜を強めてきたのが、ここ一〇〇年の日本の動向なのだ。

かつてなら、いよいよ老境を迎える時期に入り、経済的にも安定した高齢者夫婦にもしも幼い子どもがいないならば、何のためらいもなく養子縁組みがなされたことだろう。子だくさんの家庭から譲りうけてきて、育児・育幼をする。その代わりに自分たちも、その子に世話を期待する——子育てと高齢者介護は「互恵的な関係」を持っていたことがわかる。

そうしたシステムが、ことごとく崩壊してしまったあげくに生まれたのが、二〇〇〇年春から実施されだした、介護保険である。

今や、祖父母の孫への対応は、子の両親にとって悩みの種と化している。「おじいちゃん子」「おばあちゃん子」というのは、「甘やかされっ子」と同義となり、無条件に子の言いなりになる困った存在として、評判が著しく悪い。過去の面影の片鱗《へんりん》すら、うかがえない。

どうしてかというと、子の親と祖父母が子を奪い合う事態となっているからである。極言すると祖父母は自分たちの役目であった、孫の養育という任務を自分の子たちに奪われてしまったのだ。しかも子の数も少ない。だから何とか孫の気をひこうとするあまり、ついつい甘やかしすぎる状態に陥ってしまう。

しかも高齢化は進む一方である。子を持つ夫婦にとって、高齢者はいらぬおせっかいばかりする存在にとどまらず、介護という重い負担の源という、たいへんやっかいな対象にまでなってしまった。とても血のつながった者だけでは支えきれない。そこで何とか、公的制度によって若い世代のプレッシャーを緩和しようという発想で生まれたのが、介護保険というわけである。

ところが、いざ保険にもとづく介護サービスがスタートしてみると、思ったほどはだれも利用しないらしいということが明らかとなりつつあるらしい。高齢者がもっと利用するとあてこんだ、介護産業は思わくがはずれ、経営的に苦境に立たされているという。

では、どうして皆が介護保険制度の活用を躊躇《ちゅうちょ》するのかというと、それは高齢者介護というものが成り立ってきた人類の伝統的経緯と深く関係しているというのが、私の意見である。そこでこの章では本書のしめくくりとして、保険を用いた介護受給が今までの社会の高齢者への対応と、どこでどうズレているのかを考察することを通して、将来の展望を試みようと思う。

介護保険制度の要点

ところで介護保険と聞いても、まだピンとこない読者もさぞ、多いに違いない。そこでかいつまんでその要点を整理してみると、以下のようにまとめられるだろう。

基本的に六五歳以上で介護が必要と感じると、本人ないしその家族は市区町村の窓口などへ出向いて、その旨を申請する（介護を求めるくらいだから、あまり本人が行くことはないかもしれない）。するとケアマネジャー（介護支援専門員）が、家へやって来て本当に介護が要《い》るかどうかの調査をおこなう。調査内容は、身体的機能、起き上がりや立ち上がりなどの基本動作、衣服の着脱や入浴、排泄などの日常生活動作、それに記憶などの八五項目におよぶ。

この結果をコンピューターにかけ、さらにコンピューターのはじき出した結果を、その高齢者をよく知っている医療関係者の意見などをかんがみて総合的に審査し、介護の必要の有無（必要なし、すなわち「自立」と認定されれば介護保険のサービスは受けられない）と、もし必要ならば「要介護度」をランクづけして通知する。要介護度は軽いものから重いものまで、六段階（要支援と要介護1〜5）に分かれている。そして要介護度に応じて、保険で受けられる介護サービスの内容が異なってくるのだ。

具体的には要介護1以上と判定されないと、施設に入所する際の金銭的補助が受けられなくなる。そもそも今では、高齢者だからといって医療費無料というわけではなく、とくに要介護と認められない場合では、ほぼ全額負担となってしまう。

それから家に訪問してもらって、介護を受ける時でも補助してもらう額の上限というのが設定されていて、それがいくらかが、要介護度に応じて異なるシステムとなっている。当人の支払う額は、原則は介護に要した総額の一割負担なのだけれども、いくらかかっても一〇分の一払えばそれですむというわけにはいかない。

たとえば、月に約三〇万円（要介護４）までなら、あなたは一〇パーセント負担でオーケーですよというふうに、通知されることとなる。すると三〇万円相当までの介護を受けた限りは、その一割の額を払えばそれですむけれど、もし四〇万円分消化してしまったとすると、三〇万円の一〇分の一の三万円プラス、差額の一〇万円がそっくり請求され、一ヶ月十三万円の介護料が必要となる仕組みになっている。

介護を要する高齢者のうち、施設への入所が妥当とされる人も数字的には多いが、全体として見るとやはり、在宅で介護サービスを求める人が大部分を占めている。そこでそういう人たちの需要に見合って、介護保険の発足によって介護を金銭にもとづいて供給するサービス産業が全国各地で多く立ち上がった。またそうした介護ビジネスという受け皿がないと、保険料を払っても介護サービスが受けられないという事態が予想されたからである。

どうして介護サービスを控えるのか

事実、二〇〇〇年に入ったころから保険のスタートを見込んで、高齢者介護サービス産業が大規模な展開を遂げそうな気配が見られるようになっていった。要介護と認められる高齢者の数を試算し、必要な介護サービス従事者の確保に走った。

ところがいざ、保険事業が始まってみると、予期せぬ事態を迎えることとなった。在宅サービスを受ける高齢者が、補助が期待できる上限に見合った介護サービスを求めないのである。三〇万円のサービスを三万円の支払いで受けられることが判明したところで、三万円近くの金額を払うまでのサービスを信頼せず、一万円ですませてしまったりする。

介護産業の側は、目算が狂って大あわてとなった。多くの人員をかかえこんでいるのに、需要がないのでは人余りとなり、無為に給料を払うばかりで大きな赤字が計上されてしまう。急遽《きゅうきょ》リストラを敢行し、全国各地に作った出張所や支所の数を減らし、雇った社員の削減を実行すると、今度は不当解雇と訴えられる始末で、混乱に拍車がかかってしまった。いったい、どこで見込み違いがでてきてしまったのだろうか。

むろん、介護保険がスタートしたばかりでどうすればいいのか皆、とまどいを隠せないという事情も斟酌《しんしゃく》しなくてはならないだろう。しかしながら、やはりなんといっても「介護を金で解決する」ことへの心理的抵抗が予想以上に強いことを、無視することはできないのではないだろうか？　お金を払いますから、私を介護して下さい、あるいは家族のメンバーの一員の高齢者の面倒をみてくれませんかという発想法には、なかなか受け入れがたいものがあるのではないだろうか。

それは前章でも書いたように元来、高齢者介護が互恵的なバランスにもとづいてなされてきたという歴史的ないきさつに反するものであるからに、ほかならない。そしてその互恵性というのは、市場経済における互換的な関係ではなくて、前近代的なモノとモノ、人と人、行為と行為のあいだの交換によって支えられてきたのであろう。つまり、高齢者に何らかの「役割」を「期待する」、その代わりに介護を対価としてさし出すのが、伝統であったのだ。

それを、金でいただきますと申し出るのは、高齢者に対し、「あなたにはもう何も期待する役割がないのだから、しかたがないから現金でいただきますよ」と言うに等しい。つまり、社会的に無価値であることを宣告することにつながる。まして高齢者が自分から金を払うから介護サービスを求めるのは、自己否定するようなものである。

加えて、「介護は家族で」という考え方が、依然として根強い。政府自民党の大物が介護保険がスタートした直後にそう発言したことは、まだ記憶に新しいことだろう。むろんここで彼の意味する家族とは、血のつながった者どうしの集まりという二〇世紀特有のイデオロギーにもとづいている。だから家族外に金で介護を求めるのは、「人の道」にはずれた行為という、途方もない結論にたどりついてしまう。

やましさのようなものを家族全員が抱えながら、高齢者が公的介護を受けなくてはならないとしたら、むろん介護の対象である当人にとっても負担になる。まったく福祉の意味をなさなくなってしまう。それでなくともすでに書いたように、寝たきりに近くなると今でさえ、身体だけの老いが心にまで及び、ぼけをもたらしがちなのである。この悪い連鎖の程度を強めることとすれ、決して緩和する方向に介護保険が作用しないとしたならば、たいへん残念なことと言わねばならない。

正岡子規と介護

実のところ、「寝たきり老人」となることは必ずしも心の老いと結びつくわけではないと、私は考えている。それどころか反対に、心がそれまで以上の発達をとげる例すら、稀有《けう》ながら存在する。しかも稀有な例を仔細にみると、やはり介護のあり方がほかの場合と、際だった特徴をなしているように見えるのだ。

むろん常人の場合、そうしたことが起こったとしても、記録として残らないまま、埋もれてしまうのが常である。ただ文学者では、残された作品を年代に従って追っていくなかで、軌跡をたどることが可能となる。そして寝たきりとなって初めて、文学的に開眼したという人物をさほど苦労することなく、幾人も挙げることができるのである。
とりあえず正岡子規を、その好例として紹介することができるだろう。

くれなゐの二尺伸びたる薔薇の芽の
針やはらかに春雨のふる

これは一九〇六年（明治三三年）三六歳で亡くなる子規の死の二年前の作品である。それにさかのぼること三年前より、彼はカリエスを発病し、まさに寝たきりの状態に陥っていた。子規が『古今・新古今和歌集』以来の伝統的な和歌のあり方をかねてより批判し、「理」によるのではなく「写生」による作歌を提唱していたのは、よく知られている。だが理論はともかくとして、彼の実際の作品を瞥見《べっけん》すると、カリエス発症以前には、

靄《もや》深くこめたる庭に下り立ちて
朝のてすさびに杜若《かきつばた》剪《か》る

というように、ものの見方が従来の和歌の形式性から脱しきっていないものが、大半であることに気づくに違いない。それが病を得たのち、「病牀六尺、これが我世界である。しかも此六尺の病状が余《よ》には廣《ひろ》過ぎるのである。僅かに手を延ばして疊《たたみ》に觸れる事はあるが、蒲團《ふとん》の外まで足を延ばして體《からだ》をくつろぐ事も出來ない」（『病牀六尺』冒頭）という状態にいたって、初めて転機を迎える。

もはや歩くどころか対象に触れることもかなわない。目の前の二〇坪あまりの庭を眺めて暮らすのみの日々であったという。すると、バラの芽の針の細くとがった形状から、生硬《せいこう》なイメージを心に喚起し、そこへ降りかかる雨かあるいは雨音を伴いつつ、柔らかなものととらえる研ぎ澄まされた感受性が芽生えてくる。両者の対比のうちに、春の到来を嗅ぎ取ることが可能となっていくのだ。まさに寝たきりになる過程で、対象を「眺める」ことから触覚的イメージを抱けるよう新たな感性が発達を遂げたと、表現できるだろう。

子規の主張した「写生」とは、見たままを字にするというような表層的な表現行為では、決してない。表現するまえに対象をよく把握し、かつ表現するにあたって字面になった言語メッセージが読む側に喚起する想像力を過信するなという、強い戒《いまし》めがこめられている。彼は、表現者のメッセージが意図した通りに、読み手に伝わるにはどうしたら効果的かについて、頭をめぐらした。めぐらした末に、おそらく、作り手・読み手がともに、「理」すなわち頭で思い描く明証的(トップダウン)な知性に過度に依存してはならないといった結論にたどりついたのではないだろうか。

できるだけ、明証的な認識を要しない作品づくりを目ざすこと、すなわち文学に接したとき、そこから生ずるからだの感覚が読み手に無条件に産みだすイメージの効果に期待した。そういうイメージの彷彿《ほうふつ》とする表現が、写生という行為の本来のあり方なのだと、思われる。

そして、作品から受ける感覚的イメージによって読み手の高次認知機能としての解釈が、無条件に近い拘束を被るためには、当のイメージがある特定の感覚様式のみに依存しているのでは、効果が弱い。すなわちからだの五感のうちの複数を巻き込むようなマルチモーダルな（複数のモードを併用する）イメージでなくてはならない。だから、対象を単に見たままに表すのでは、写生は成立しないことになる。

子規は、理論としての写生という考え方をすでに、二〇歳台後半には、確立していたとされている。しかしながら、自身の作歌において実践できるようになるには、カリエスによって死を宣告されるに等しい、身動きのとれない（寝返りすらできない）状態に追い込まれねばならなかったのである。

視力を失った北原白秋の転向

もっとも子規が寝たきりとなったのは、未だ三〇歳台のころの話である。若かったから身体は衰えても、頭脳は明晰であったので、これが年老いてからでは、歌に新境地は開けなかったのではとも、考えられなくはない。だが、そうした可能性を否定してくれるのが北原白秋の場合である。彼は一九三一年（昭和十二年）、かねてよりの腎臓病と糖尿病のため、眼底出血を引き起こし、視力の大半を喪失したあげくに病院のベッドに臥《ふ》したままの生活となる。

　ヒヤシンス薄紫に咲きにけり
　　はじめて心顫《ふる》ひそめし日

というような近代主義的な感覚に彩られた表現を得意としていた彼にとって、これはたいへんな苦痛であったと想像される。だが挫折どころか、新しい詩観を搾《しぼ》り出すことに成功するのだ。

歌集『黒檜《くろひ》』は、白秋の生前に出た、最後でかつ、失明後に編まれた唯一の歌集であるが、その冒頭は、

　照る月の冷《ひえ》さだかなるあかり戸に
　　眼は凝《こ》らしつつ盲《し》いてゆくなり

という歌で飾られている。月の光はもう白秋には、ほとんど視覚的に感知することができない。しかし眼で認められないかわり、その冷たさがわかるようになった。月の光が冷たいというのは、ある意味で実に月並みな表現といえる。そんなことは百も承知の上で、それでもあえて冷たさを主張するところに、「視界の内観によって開けた」と書いた白秋の、強い思いが感ぜられる。

次いで第二首は

月讀《つきよみ》は光澄みつつ外《と》に坐《ま》せり
かく思う我や水の如《ごと》かる

と詠われている。月讀とは、月の神の意の由《よし》。もはや眼にとらえられない月の光を、熱で認知できるようになると同時に、冷静に現実の障害を直視する歌い手の姿勢が、読む側に伝わってくる。「理」に訴えることもなく読み手のメッセージを、相手に伝えているという点では、まさに正岡子規のめざした「写生」のお手本のような歌といえるのではないだろうか。

おもしろいことに白秋は、かねてより子規をまったく評価していなかった。およそ子規は、名のみ高名であるわりに、不当に低い扱いを受けてきた文学者である。それは今日でも変わらないと思われるが、特に死後から大正期には黙殺されることが多く、全集が出版されるのに死後二三年も要し、一九二四年（大正十三年）にようやく出されるほどなのであった。

しかも最初の子規全集は白秋の弟が経営していたアルスという出版社より刊行されたのだが、その際白秋は出版社へどなり込み、「そこまでして金もうけがしたいのか」という意味のことをなじったというエピソードが伝えられている。

彼がそれほどまでに子規を嫌ったのは、「写生」という行為が作歌をなす上で、本質的に想像力を欠いていると信じていたからだとされている。「ヒヤシンス」の歌に表現されたリリシズム（叙情主義）は、「写生」からは絶対に生まれてこないという自負を持っていたに違いない。

なるほど「ヒヤシンス」が、今日なおまったく色あせることがなく、とても明治期の日本で創作されたものとは思えない新鮮さを持っているのは確かである。だが新鮮さは失っていないものの、歌い手の内面に踏み込んだ表現という点では、『黒檜』に含まれる一連の作品群には、とうてい及ばないように思えてならない。

視力を失くして白秋は、詩人・歌人としての最終点に到達したと言っても、一向にさしつかえないだろう。失明後の彼が、子規についてどう考えていたかが、伝わっていないのは何とも残念なかぎりである。

からだと心の自由・不自由

白秋が新しい詩観を搾《しぼ》り出すことに成功したのは、もはや還暦を迎えようというころになってからであった。老年に達し、しかも近代医療設備の整った病院のベッドの上での生活という、極めて現代的な介護状況のなかで「かって不可見とした視界が内観によって開け聴覚もまた私の昨日とは変った音律と諧調をもって私を最も高い境涯の空に響かしてくれる」(『薄明消息』)と書くにいたったことは注目せねばならない。

寝たきりとなっても、ぼけとは結びつかない。換言するとからだの不自由は、心の不自由を導かないし、またからだの自由がきかなくとも、生活は必ずしも不自由になっていないことが、分かるだろう。ひるがえって、ぼけということばに集約されるように心が不自由をきたしたところでそれでただちに生活が不自由にならずともすむ可能性があることを、それは示唆していないだろうか？

ぼけが、一種の認知障害であることは、すでに書いたとおりである。けれども私たちはだれでも、多少なりともからだや心に不自由を背負って生活していることにかわりはない。ぼけたからといって、あるいはからだが寝たきりになったからといって、とくに他の人間と質的に変わった状況に置かれたわけではないことを、認識しなくてはならないのではないだろうか。

子規のように三〇歳台で寝たきりになる者は、当時でも多くはなかったし、まして今日ではもっと稀有《けう》になってしまっている。心が不自由になることに関しても、同様だろう。かたや老齢になるに伴って、その確率は幾何級数的に増していくに違いない。しかし、高齢者にまつわる場合だけを、より若齢の者から区別して扱う必然性は、どこにもない。それゆえ高齢者介護は、障害者が社会のなかでどう生きていくのかという問いかけに、つまるところ帰着することになってくる。

そして、寝たきりになると情報加工の能力が涸渇《こかつ》をきたし、ぼけに陥りがちだとふつうは思われるのに、逆にイマジネーションのそれまでの束縛からの解放に成功した子規や白秋の、療養生活には一つの共通点が見受けられる。それは、両人とも実にわがままな病人だったということである。言いたい放題、やりたい放題の欲求をした。

白秋の場合、病院生活でありながら、こうしたわがままがかなったのは、ひとえに彼の財力につきる。すでに文人・詩人として名をなしていた彼には、療養につぎこむ経済的余裕に恵まれていた。それによって自分が願う限りの望みを叶《かな》えることに成功し、作歌生活を継続したのだ。これでは、今の大多数の高齢者の生活の状況とは、いささかかけ離れていて、私たちの参考としてはあまり役立ちそうにない。

だが子規は違っていた。彼は、経済的に困窮し、自宅で介護を受ける身であった。それでありながら、わがままを通したのである。

犠牲となったのは、家族だった。母と妹の献身的な介護によって初めて、彼の文学者としての飛躍は可能となったのだ。文字どおり二人は自らは食うや食わずの状態で、子規が欲しいというものをアンパンであれ、栗であれ、初物の高価なカツオであれ、無条件に購入したことが、日記からわかる。しかもあげくのはてに、妹を気がきかぬ者と、ののしる始末である。

家族は子規にふり回され疲弊《ひへい》しきっていた。だから介護を提供する者にしてみれば、子規はとんでもないやっかいな人間と、言って差し支えないだろう。「もう少し、周囲へ立場をかえりみて、身をつつしめ」と日記をよめば思わず言いたくなるかもしれない。昨今、耳にする家族が介護にくたびれはてる、わがままな「ぼけ老人」のエピソードに相通ずる時代の先駆者でも、子規はあったのだ。

わがままな高齢者の話をきくと、だれもが「たいへんですね」と同情するに違いない。しかし同時に、「わがままがつらぬけないと、介護されている側は衰える一方である」という事実を、意外に失念していることを、子規は教えてくれているのではないだろうか？　なるほど野放図に要求を貫けばいいというものではない。だが、「これを」という願いが容れられなければ、介護されつつ自己実現を遂行することはたいへんむずかしくなってくる。

といっても子規と違い、常人はそこまでまわりに迷惑をかけて、平然としていられる神経をもちあわせない。子規や白秋が寝たきりとなってなお、新たな人生の一ページを刻むことが可能であった背後には、「自分は何をなすべきか」という目的意識を明確に抱いていたことが、最大要因として寄与していた。

一方、生活の目標をややもすると見失いがちな今日の高齢者に、介護保険そのものは、具体的な生活設計のプランを提供してくれるわけではない。介護保険は一種の道具にすぎない。しかも、介護される側に立つと、どうしても、介護してもらっているという「ひけ目」を感じざるを得ない。かたや介護する側も、「ひけ目」を感じさせるのは良くないと知りつつも、やはり相手が「折れ」てくれると悪い気がしない——この双方が持つジレンマが家族介護の問題を複雑にしている。

介護保険の理想と現実

そのジレンマのところをスッキリさせるのが、介護保険の、理想としての機能なのだろう。金を払って縁もゆかりもない人と、ビジネスとして契約をとり結ぶわけである。自分に合ったところを交渉相手として選び、臆することなく自らの欲求の充足を要求する……ことが理屈の上ではできるはずである。

事実、介護保険は北欧の高齢者政策をモデルにしたといわれているが、理想に近い形で実現しているところもあるのだろう。ただし、北欧でうまくいってるから日本でも、同様の成功をとげるとみなすのは、余りに個々の地域の文化、社会的諸条件を無視した、短絡的な発想と言わねばならないのではないか。むしろ前章まで書いてきたような歴史的経緯を考えると、うまくいく場合のほうが稀有のような気もしてくるのだ。

具体的な問題として、日本で高齢者が要介護の判定を受け、介護サービスを選ぶ段になったとき、自分に合ったものとそうでないものを、個々の業者が標榜するサービス内容に即して判断するだろうかどうかは、たいへん疑わしい。むしろ、もっと違う次元にポイントを置いて業者を選定するのではないだろうか。

要は、何とはなく高齢者自身が安心できる、気のおけない人が来てくれれば、よしとする。なじみがあるほうが、たとえサービス内容が良くなくて、作る料理がまずくて、ぞんざいな介護であっても辛抱してしまう。そういう契約に終わる可能性が高い予想も成り立つのだ。

以前に一時、サギ商法のセールスがひとり暮らしの高齢者をもっぱらターゲットにして、犯罪をくりひろげたことを記憶している方も、少なくないだろう。ヤリ口を調べてみると、何とも単純な手法であることが判明した。とりあえず話し相手になる。親しく口をきくようになると家にあがり込み、内情を探り出す。その上で、買い物を代行したり、片手間に家事を手伝ったりする。あげくのはてに口車にうまくのせて、契約書にハンを押させるのである。

どうしてこんな方法でと思うような手口に、多数がひっかかったが、ここには日本の高齢者が求めている介護の本質がひそんでいるのかもしれない。サギのセールスマンが実践した内容は、まさに介護サービスの代行、いや代行とはとてもいえない程度にお粗末な模擬的介護サービスであった。

それにいともやすやすと欺《あざむ》かれるのは、まさに介護を看板にうたっていない、つまり金銭づくとは見えないサービスであったからなのだ。同一の業務内容を、「さあ、一時間つき合いますから、○○円ですよ」と面と向かって契約書をつきつけられて、やりましょうと言われても、ちっともうれしくない。まして「もっと生活を便利、快適にしますよ」とアピールされても、何ら関心を呼び起こしはしない。

たいして実際に役立つことをしてくれなくともかまわない、気のおけない人が目的もなく来てくれることに心の高ぶりを覚える。そのように感じると、何らかの形で互恵的に振る舞いたくなる。そこへ相手が契約書などをちらつかせると、書いてあることなど一切おかまいなしに、印をついて報いたくなってしまったのである。

求められる実のある擬似的家族関係の形成

サギ商法に欺かれた高齢者は、悪徳業者との間にいわば、擬似的な家族関係を夢みたのだと、要約できるのではないだろうか。それは介護保険が前提としている、近代社会のなかの自立した市民が高齢化を遂げたイメージとは、はるかにかけ離れたものである。むしろ前近代的な老人－子どもの関係に酷似している。

この現実を、「やはり日本は前近代的なことよ」と嘆くのは、たやすい。しかし、介護保険のモデルとなったヨーロッパでは、三世代同居の拡大家族が消滅してからすでに、何世紀も経過していることを念頭におかねばならないだろう。遠い将来に、日本でも高齢者が個人としての主体性を持たねばならないのかもしれないし、あるいは日本は日本型の高齢社会を追究すべきであるという主張も想定しうるだろう。

ただ、そういう見解の相違はさておき、二〇〇〇年に施行された介護保険に、実態にそぐわない傾向があることは冷静に認めなくてはならない。また、そぐわなくとも制度として確立した以上、対処法を考えなくてはならないのだ。では、どうすればいいのか。

かなう限り実のある世代間交流を促す、擬似家族的関係が成立するように、保険を活用するのが一つの可能性かもしれない。現実に、有償で生活介助サービスを提供する、互助的市民サークルという形でのそれに類似した試みが最近、各地で普及しつつあるという。

このサークルに加入すると、必要なときに介護の支援が得られる。逆に求められた時は、介護する側に回って活動する。福祉サービスの対象は高齢者に限らない。年齢や障害の質で区分しない互恵原理の組織は、サービスへの対価と全員の会費で維持されているところが多いというが、介護保険をこのような組織と合体させるなら、もっと有効に活用することができるに違いない。

いずれにせよ、有効活用のカギとなるのは、ケアマネジャーの働きだろう。

ケアマネジャー（ケアマネ、介護支援専門員）は、居宅介護支援事業所や介護保険施設に所属し、主たる業務内容は要介護認定を受けた高齢者と面接、判定された要介護の程度に応じてケアプランを作成することにあるとされている。保険、医療、福祉分野の資格を持ち、かつ五年以上の実務経験のある人が、都道府県が実施する試験に合格し、かつ一定の研修を受けて、晴れて任命される。

むろんケアプランを作成しただけでは、やりっ放しになってしまう。本人に計画を説明し、納得してもらわなければならないし、サービス業者を手配し、介護が始まったのちも、予期した通り万事が進行しているかのチェックを怠《おこた》ってはならないとされている。

介護保険の原則に立つと、サービスを受け出したのちも高齢者の状態は刻々と変化するのだから、マネジャーは個々の要介護者のモニターを欠かすことはできないはずである。そしてフィードバックを欠かすことなく、柔軟にケアプランの変更と修正をおこなわなくては、保険の理念の実現はおぼつかない。

しかしながら現実に、理想として掲げられたような対応ができるのだろうかというと、かなり疑わしい。一度プランを作ったら、計画は固定されたままで、ケアマネジャーは新たに要介護を認定された高齢者の対応に追われるので、精いっぱいになっていないだろうか？もしそうであるなら、介護保険考案時の理想の実現は、とてもおぼつかないに違いない。

とりあえずケアマネジャーの量と質ともどもでの充実が、最火急の課題だろう。サギ商法の業者なみに、訪問をくり返さないとなかなか相手の真意と実情はくみとれない。そして、育児語で話しかけるといった形骸化した擬似家族を演出して、高齢者を落ち込ませるのではなく、反対に「今が第二の人生の出発点なのだ」と励まして、これから他者と互恵的関係を築いて生きる動機を二人で見出す作業をおこなわなければならない。

くり返し書くが、ぼけと言われる人でも、また寝たきりの人でも、障害の程度は実に限定されていることが多い。

やればできることはたくさんあるのに、やろうとしなくなった。だから才能は眠っているので、それを見つけて、眠りから醒ましてやることが必要である。4章で紹介したBGMのテストのような、動機づけの工夫が求められている。ケアプラン作成にあたって、高齢者ができるだけ、家の外へ出るように配慮することも大切となってくる。寝たきりの人でも、なるたけ起きて、起きたら歩く、歩けば外出するという方向へ持っていくことが求められる。出かけていってできる「何か」を発見するよう、工夫すればいいではないか。高齢者であるなら、かつてとった「きねづか」で熟達していることが隠されているものである。料理、裁縫、着物の着付け、土いじり——何でも良い、ハイテクでなくてローテクで十分だ。

料理だって、例外に漏れない。最近の高齢者は、食材を調理することを大変いとうようになった。そこにコンビニが増加したため、ついつい出来合いのおかずを買ってしまう。それが手作業の手順を、イメージすることが苦痛になることと深く関係しているのは、すでに書いた通りである。けれどそればかりではない。

いくら苦痛であっても、周囲が高齢者の作る食事に期待を寄せれば、料理する張り合いが出るはずなのだ。だが実際には「おばあちゃんの手料理は若い者の口に合わない」と指摘されるのが関の山だ。これでは「意気消沈（discourage）」するばかりである。そういう雰囲気を変える努力がいる。

そうすれば、むしろ今日では、ローテクに長《た》けた人材こそ不足している。伝統とされる技能の伝授普及の機会はとぼしいし、また実際にローテク作業に従事する人も見出すのがむずかしい。だからそうした場へ招くべく、まず技能を再評価しなくてはならないのだ。むろん、活動できる場そのものがなくてはおはなしにならない。けれども各市町村では、高齢者用のデイケアセンターは、ずいぶんたくさん見かけるようになってきた。

ただ、デイケアセンターというと、高齢者ばかりが集まって、カラオケ、入浴あるいは運動機能のリハビリというのが関の山で、他方、同じ地域の違った所には公民館があり、また別の所に地域文化センターが存在し、さらに学童保育を他の施設で実施していたりする。もちろん、各々《おのおの》の建物が作られたのは異なる時期に独立した目的のためであったのはわかるが、高齢化の時代に突入した今となっては、思いきってそれらを統合して、コミュニティセンターのようなものとしてまとめてしまうことが、必要と考えられる。

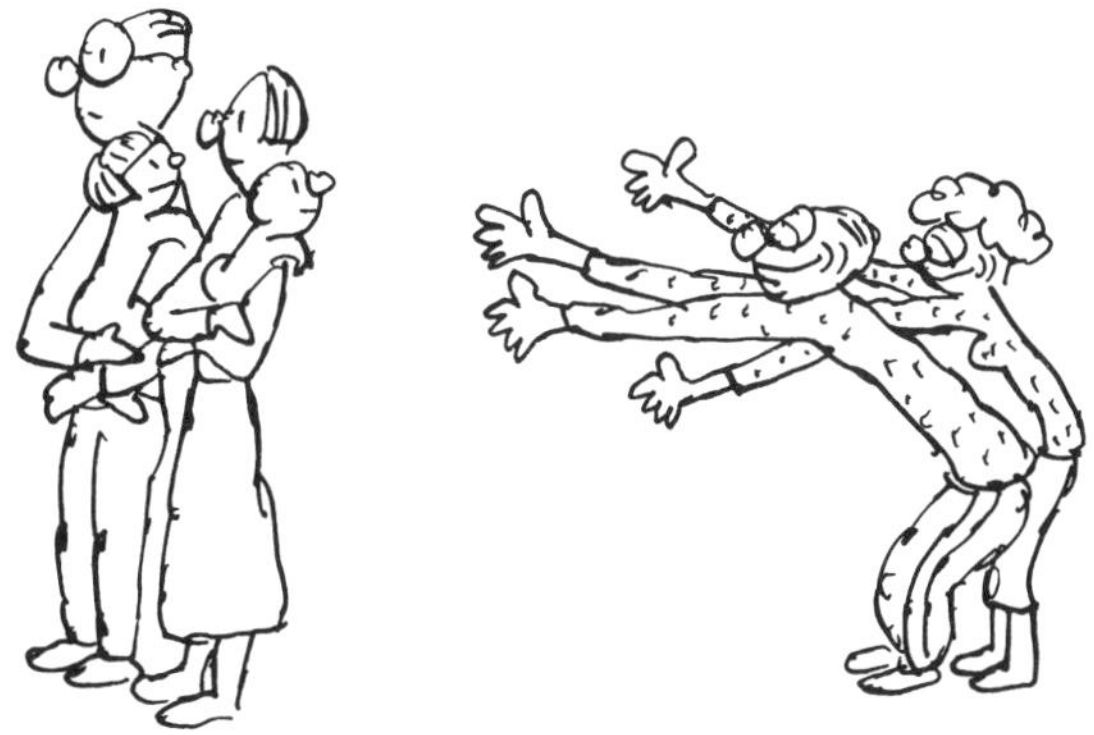

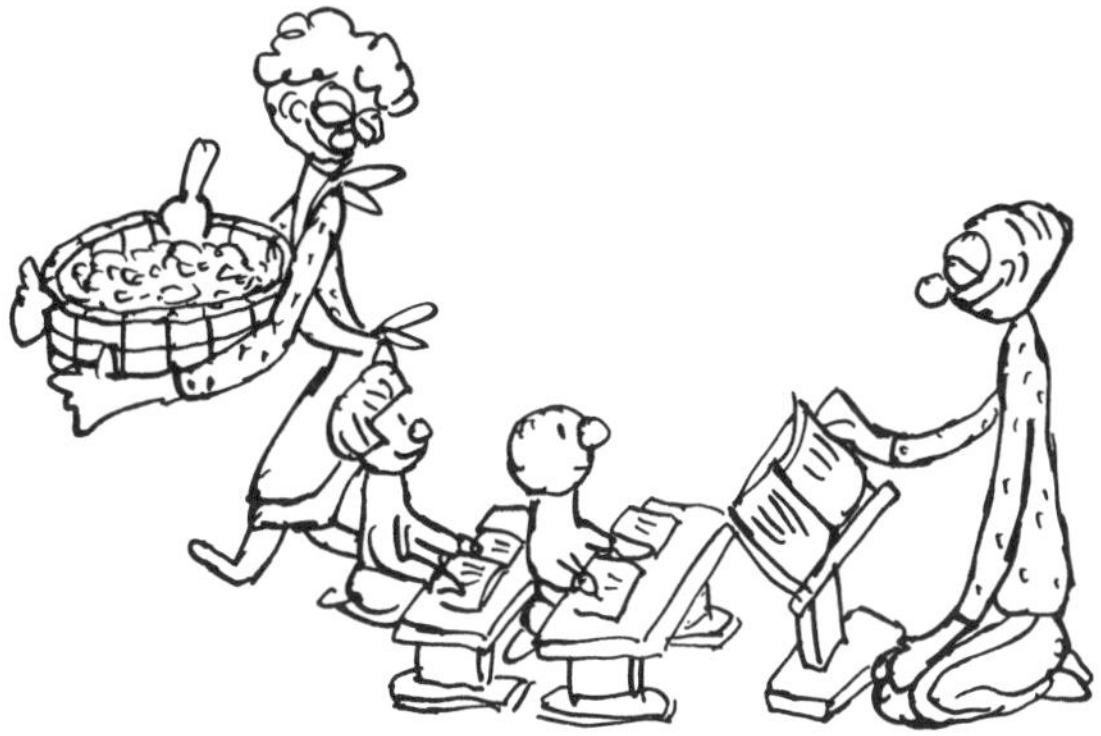

おじいちゃんの子育て、おばあちゃんの手料理、
「ローテク」活用の場を。

高齢者がリハビリにも来るし、子どもが夕方まで勉強したり、遊んだりしている。市民講座も同じ場所で開かれているなかで、世代間交流を活発にしていくと、高齢者の持つ技能への「再評価」も生まれると想像するのは、楽観的な予測だろうか。

今の若者や子どもそして壮年層にとって、街で見かける高齢者は恐ろしい対象と化している。恐ろしいというのは叱るから怖いとかいうニュアンスではなく、極言すれば不気味な別世界の生物のような、何を考えているのか分からない化物という意味である。とうてい気安く会話をかわせる相手ではない。これでは高齢者は孤立するばかりである。

私自身、本書に紹介したぼけの研究を始めるまでは、ぼけ老人が恐かった。しかし話してみれば、ぼけているからといって、煙たく感ずるものは何もないことを実感する。教えられる技術・知識は山のようにあるし、ぼけていても斡旋《あっせん》する人がいればマンツーマンで他人に教えることが可能なことが多い。

その斡旋を含めて、世代間交流の機会をあつらえる存在としてケアマネジャーのような身分の人が活躍するならば、これほど効果的な心のリハビリはないかもしれない。それがひいては高齢者が、金を払って介護サービスを受ける保険制度を快適で便利なシステムと感ずる、いちばんの近道でもあるかもしれないのだ。

まとめ

人類の歴史のなかで産業革命以降というのは、高齢者にとっておそらく、もっとも生きにくい時代なのではないだろうか。かつては世代から世代へと伝承されてきた知恵がマニュアル化され、それを効率よくこなす力がすべてとみなされるようになった。個人によって尊重される資質が活力となると、壮年をすぎた者は居場所がなくなってしまう。

あげくのはてに社会は「ＩＴ化」しつつあるが、二十一世紀を象徴するというデジタル化社会もやはり、けっこう住みづらい所であることに、みんなうすうす感づきはじめているのではないだろうか。まして高齢化とＩＴ化が折り合いをつけるのは、なかなかむずかしそうである。

この本に紹介した調査をおこなってきて、私がぼけを食い止めるために提言できるのは、まず本人が**五感をまんべんなく用いて生活しよう**、ということだろう。**そのためには手順をふまえなければできない作業、コツを要する作業を習慣化するのが良い。男女の違いにかかわ**

らず積極的に料理をするのも一考である。食材をマメに購入するため、買い物に出かけよう。出かける際には、オシャレを心がけ、他人の眼を気にかけよう。介護保険を活用するならば、デイサービス・デイケアサービス（公共施設に定期的に通いサービスを受ける）を中心にケアプランを作成し、積極的に外出する。極端に書くと、這《は》ってでも自分で動く心構えを持つことが肝要である。

むろん周囲の対応も重要となる。ローテクを馬鹿にしてはいけない。手仕事に敬意を払うべきである。時代は短期間に激変し、われわれはほんの少し前の社会についても恐ろしく無知になっている。しかも、無知であることに思いいたっていない。だから高齢者の話は聞けば聞くほど貴重でおもしろい。年をとった人にしかできないことを、もっと教わる態度を持つべきである。

いずれにせよ、ハイテク社会というのはとんでもないところで、ローテクに支えられていることがしばしばである。これからＩＴ化の進むなかで危ぶまれるのは、専門技術習熟者の欠乏と質の低下である。その意味からも、高齢者が社会に貢献できることは大きいという認識を持って、接することが望まれるだろう。

近年の老人病院の増加は、精神病院が昔のように、もうからなくなったことと深く関係している。以前は措置入院という、法律で命ぜられた形の精神病患者の長期治療が非常に多く、その場合には医療費のほとんどが国庫負担であって、それが精神病院をうるおす源泉となっていた。ところが、一九八七年に法改正がなされ、入院は原則として任意となり、また閉鎖病棟も開放しなければならなくなり、長期の患者治療は経済的に見合わなくなったという経緯が、からんでいる。

そこで、精神病院から老人病院に乗りかえる（鞍替えする）のがブーム化したというわけなのだが、ということは逆に高齢者に対し、病棟内で何がなされているのかを知りたいと思うのは、私だけだろうか。

どう考えても、本人のためになる治療がなされているとは信じがたい。医療機関を当てにするよりは、日常の生活のなかでどう工夫をこらすかに知恵をしぼることのほうが大切であるような気がしてならない。

最後になったが、本書を出版するにあたっては、紀伊國屋書店出版部の水野寛氏のお世話になった。氏の提言する数々のアイデアなしには、この体裁の本は決して出ることはなかっただろう。また小田桐昭氏には、たいへんすてきなイラストを描いていただいた。この場を借りて深く感謝する次第である。

二〇〇一年一月二十四日

著　者

ボケの前兆をつかまえた
2001年4月20日　第1刷発行

著者……………………………正高信男
装画・イラスト………………小田桐昭
装幀……………………………山口真理子
発行所…………………………株式会社　紀伊國屋書店
東京都新宿区新宿3-17-7

出版部（編集）03（5469）5919
ホールセール部（営業）03（5469）5918
〒150-8513　東京都渋谷区東3-13-11

印刷・製本……………………(株) シナノ

ISBN4-314-00887-3 C0036
Printed in Japan
定価は外装に表示してあります

紀伊國屋書店

日本医療のゆくえ

水野　肇

二〇一〇年の病院とは？　少子高齢化時代の社会保障から、薬と病気、未来の病院像、個人の健康管理まで、日本医療の問題点を洗い出す。

四六判／２３０頁・本体価１６００円

ＰＰＫ《ピンピンコロリ》のすすめ

元気に生き抜き、病まずに死ぬ

水野肇、青山英康 編著

老いてなお元気な人の秘密とは？　健康長寿の長野県にみるＰＰＫの条件とは？　生活習慣から保健医療福祉まで、ＰＰＫの全国化の提唱。

四六判／２１６頁・本体価１８００円

社会保障のグランド・デザイン

水野　肇

社会保障のピンチをどう救うか。基礎年金10万円構想を軸に、社会保障の一本化、薬代償還制導入など、医療・年金・保険改革の骨組みを提言

四六判／１９２頁・本体価１６００円

老いのレッスン

C・オリヴェンシュタイン
鳥取絹子訳

老いに消極的にならず、老いを上手に利用できる人は幸せだ。精神科医が説く、自分の老いに気づいた時から始める七つのレッスン。

四六判／２３６頁・本体価１８００円

生と死の十字路

ルポ医療技術最前線

信濃毎日新聞社 編

出生前診断、遺伝子診断、ＤＮＡ親子鑑定、性転換手術、終末医療など先端医療の「選択」に直面した人たちのヒューマン・ドキュメンタリー

四六判／１９２頁・本体価１６００円

介護のあした

信濃毎日新聞社 編

舛添要一氏絶賛!!　何のための〈介護保険〉か。介護する側・される側、ヘルパー、行政・医療に及ぶ現場の生の声を丹念に拾ったルポ。

四六判／２６４頁・本体価１７００円

表示価は税別です